Natalie Steidele

Beobachtungen einer Przewalski-Junggesellenherde im Jahresverlauf

Natalie Steidele

Beobachtungen einer Przewalski-Junggesellenherde im Jahresverlauf

unter besonderer Berücksichtigung von Ruheverhalten und Rangordnung

Südwestdeutscher Verlag für Hochschulschriften

Impressum/Imprint (nur für Deutschland/only for Germany)
Bibliografische Information der Deutschen Nationalbibliothek: Die Deutsche Nationalbibliothek verzeichnet diese Publikation in der Deutschen Nationalbibliografie; detaillierte bibliografische Daten sind im Internet über http://dnb.d-nb.de abrufbar.
Alle in diesem Buch genannten Marken und Produktnamen unterliegen warenzeichen-, marken- oder patentrechtlichem Schutz bzw. sind Warenzeichen oder eingetragene Warenzeichen der jeweiligen Inhaber. Die Wiedergabe von Marken, Produktnamen, Gebrauchsnamen, Handelsnamen, Warenbezeichnungen u.s.w. in diesem Werk berechtigt auch ohne besondere Kennzeichnung nicht zu der Annahme, dass solche Namen im Sinne der Warenzeichen- und Markenschutzgesetzgebung als frei zu betrachten wären und daher von jedermann benutzt werden dürften.

Verlag: Südwestdeutscher Verlag für Hochschulschriften GmbH & Co. KG
Heinrich-Böcking-Str. 6-8, 66121 Saarbrücken, Deutschland
Telefon +49 681 37 20 271-1, Telefax +49 681 37 20 271-0
Email: info@svh-verlag.de

Zugl.: München, LMU, Dissertation, 2011

Herstellung in Deutschland:
Schaltungsdienst Lange o.H.G., Berlin
Books on Demand GmbH, Norderstedt
Reha GmbH, Saarbrücken
Amazon Distribution GmbH, Leipzig
ISBN: 978-3-8381-2935-8

Imprint (only for USA, GB)
Bibliographic information published by the Deutsche Nationalbibliothek: The Deutsche Nationalbibliothek lists this publication in the Deutsche Nationalbibliografie; detailed bibliographic data are available in the Internet at http://dnb.d-nb.de.
Any brand names and product names mentioned in this book are subject to trademark, brand or patent protection and are trademarks or registered trademarks of their respective holders. The use of brand names, product names, common names, trade names, product descriptions etc. even without a particular marking in this works is in no way to be construed to mean that such names may be regarded as unrestricted in respect of trademark and brand protection legislation and could thus be used by anyone.

Publisher: Südwestdeutscher Verlag für Hochschulschriften GmbH & Co. KG
Heinrich-Böcking-Str. 6-8, 66121 Saarbrücken, Germany
Phone +49 681 37 20 271-1, Fax +49 681 37 20 271-0
Email: info@svh-verlag.de

Printed in the U.S.A.
Printed in the U.K. by (see last page)
ISBN: 978-3-8381-2935-8

Copyright © 2011 by the author and Südwestdeutscher Verlag für Hochschulschriften GmbH & Co. KG and licensors
All rights reserved. Saarbrücken 2011

INHALTSVERZEICHNIS

ABKÜRZUNGSVERZEICHNIS 5

ABBILDUNGSVERZEICHNIS 6

TABELLENVERZEICHNIS 9

1	**EINLEITUNG**	11
2	**LITERATUR**	12
2.1	**Przewalskipferde**	12
2.1.1	Geschichtliches	12
2.1.2	Lebensraum und Schutzstatus	14
2.1.3	Haremsherden	15
2.1.4	Junggesellengruppen	16
2.1.5	Haltung von Przewalski-Hengsten in Zoologischen Gärten, Semireservaten und Beweidungsprojekten	17
2.2	**Rangordnung**	18
2.2.1	Methoden zur Rangordnungsbestimmung	18
2.2.2	Einflussfaktoren auf die Rangordnung	20
2.2.3	Veränderungen in der Rangordnung	21
2.3	**Interaktionen**	22
2.3.1	Agonistische Interaktionen	22
2.3.2	Freundliche Interaktionen	23
2.4	**Schlafverhalten beim Pferd**	23
2.4.1	Definition Schlaf	23
2.4.2	Eingenommene Ruhepositionen beim Pferd	23
2.4.3	Schlafphasen	25
2.4.4	Anteil der Verhaltensweise Schlaf an einem 24 - Stunden Tag	27
2.4.4.1	Gesamtruhezeit	27
2.4.4.2	Anteil der einzelnen Ruhestadien an der Gesamtruhezeit	27
2.4.4.3	Ruheverhalten am Tag und in der Nacht	28
2.4.5	Endogene Einflüsse auf das Schlafverhalten	29
2.4.5.1	Lebensalter	29
2.4.5.2	Soziale Stellung in der Herde	30

2.4.5.3	Sicherheitsgefühl	30
2.4.5.4	Geschlecht	31
2.4.6	Exogene Einflüsse auf das Schlafverhalten	31
2.4.6.1	Wetter, Klima und Witterung	31
2.4.6.2	Verfügbarkeit und Qualität von Nahrung	32
2.4.6.3	Verfügbarkeit geeigneter Ruheplätze	32
2.5	**Stress**	**33**
2.5.1	Definition	33
2.5.2	Stresshormone	34
2.5.3	Physiologie des Cortisol-Stoffwechsels	34
2.5.4	Endogene und exogene Einflussfaktoren auf die Cortisolproduktion und deren Freisetzung	36
2.5.5	Stressmessung bei Wildtieren	37
2.5.6	Glukokortikoidmetaboliten (GCM) - Bestimmung im Kot	37
3	**TIERE, MATERIAL UND METHODEN**	**41**
3.1	**Allgemeines**	**41**
3.1.1	Zielsetzung	41
3.1.2	Versuchszeitraum	41
3.1.3	Vorversuch	43
3.2	**Pferde und Gelände**	**43**
3.2.1	Pferde	43
3.2.2	Gelände und Nutzung durch die Pferde	45
3.3	**Verhaltensbeobachtungen**	**48**
3.3.1	Versuchsaufbau und Versuchsablauf	48
3.3.2	Soziale Organisation und Rangordnung in der Herde	49
3.3.3	Agonistische Interaktionen	49
3.4	**Ruheverhalten**	**51**
3.5	**Kotproben**	**53**
3.5.2	Probengewinnung und Probenbehandlung	53
3.5.3	Probenverarbeitung und Analyse	53
3.6	**Statistische Auswertung**	**54**

4	**ERGEBNISSE**	55
4.1	**Sozialstruktur**	55
4.1.1	Rangordnung	55
4.1.2	Interaktionen	57
4.1.2.1	Agonistische Interaktionen mit und ohne Körperkontakt	57
4.1.2.2	Agonistische Interaktionen und Rangordnung	58
4.1.1.3	Agonistische Interaktionen im Tages- und Jahresverlauf	59
4.1.1.4	Freundliche Interaktionen	62
4.2	**Nutzung des Geländes durch die Pferde**	64
4.3	**Ruheverhalten**	80
4.3.1	Bevorzugte Ruheplätze im Gelände	80
4.3.2	Ruheverhalten im Tages - und Jahresverlauf	81
4.3.3	Ruhephasen	88
4.3.4	Ruhen in der Herde und Einzeln	97
4.4	**Cortisolmetaboliten im Kot**	100
5	**DISKUSSION**	107
5.1	**Kritik an der Methode**	107
5.2	**Rangordnung und Sozialstruktur der Tennenloher Pferde**	107
5.3	**Agonistische und freundliche Interaktionen**	108
5.4	**Geländenutzung**	110
5.5	**Ruheverhalten innerhalb der Hengstherde**	112
5.5.1	Ruheplätze im Gelände	112
5.5.2	Ruheverhalten im Tages - und Jahresverlauf	113
5.5.3	Ruhestadien	114
5.6	**Cortisolmetaboliten als Stressindikator**	115
5.7	**Schlussbetrachtung**	120
6	**ZUSAMMENFASSUNG**	124
7	**SUMMARY**	128
8	**LITERATURVERZEICHNIS**	131

9 DANKSAGUNG 145

ABKÜRZUNGSVERZEICHNIS

ACTH	Adrenocorticotrophes Hormon
ADI	Average dominance index
BE	Beobachtungseinheit
°C	Grad Celsius
ELISA	Enzyme-linked Immunosorbent Assay
EEP	Europäisches Erhaltungszuchtprogramm
GCM	Glukokortikoidmetaboliten
h	Stunden
k. A.	keine Angabe
Max.	Maximum
Min.	Minimum
min	Minuten
MW	Mittelwert
REM	Rapid eye movement
SEM	Standard error of mean
STABW	Standardabweichung
SWS	Slow wave sleep
Tab.	Tabelle
Abb.	Abbildung

ABBILDUNGSVERZEICHNIS

Abbildung 1:	Glukokortikoidstoffwechsel	35
Abbildung 2:	Przewalskipferde im Tennenloher Forst	44
Abbildung 3:	Karte des Geheges in Tennenlohe	47
Abbildung 4:	Karte des Geheges in Tennenlohe mit eingezeichneten Bewuchsformen	47
Abbildung 5:	Ruhen im Stehen	52
Abbildung 6:	Ruhen in Brustlage mit erhobenem Kopf	52
Abbildung 7:	Ruhen in Brustlage mit aufgestütztem Kopf	52
Abbildung 8:	Ruhen in Seitenlage	52
Abbildung 9:	Rangordnung der Herde im Jahresverlauf	56
Abbildung 10:	Organigramm zur Rangordnung der Tennenloher Przewalskipferde	57
Abbildung 11:	Korrelation des ADI mit der Anzahl der agonistischen Interaktionen	59
Abbildung 12:	Gesamtanzahl der agonistischen Interaktionen pro Lichttag im Jahresverlauf	61
Abbildung 13:	Korrelation des ADI mit der Anzahl der freundlichen Interaktionen	62
Abbildung 14:	Prozentuale Nutzung der Geländeabschnitte im Jahresverlauf	66
Abbildung 15:	Prozentuale Nutzung der Geländeabschnitte im Tagesverlauf während des gesamten Jahres	67
Abbildung 16:	Przewalskihengst am Salzleckstein	68
Abbildung 17:	Przewalskipferde an einer Wasserstelle	68
Abbildung 18:	Aytan mit umgehängtem Kiefernast	69

Abbildung 19:	Aufenthaltsorte der Herde im Jahresverlauf	71
Abbildung 20:	Fressen von Alderfarn im Gehege	77
Abbildung 21:	Przewalskihengst beim Fressen von Heidekraut	78
Abbildung 22:	Przewalskihengst beim Fressen von Pilzen	78
Abbildung 23:	Winterfütterung am Waldrand	79
Abbildung 24:	Klimadiagramme von Nürnberg (Deutschland) und Ulan - Bator (Mongolei)	80
Abbildung 25:	Häufigkeit der Ruhe- und Aktivitätsphasen eines ranghohen, rangmittleren und –niedrigen Pferdes im gesamten Jahr je Beobachtungseinheit	81
Abbildung 26:	mittlere Häufigkeit der Ruhe- und Aktivitätsphasen eines ranghohen, rangmittleren und –niedrigen Pferdes im Jahresverlauf je Beobachtungseinheit	82
Abbildung 27:	mittlere Häufigkeit der Ruhe- und Aktivitätsphasen eines ranghohen, rangmittleren und –niedrigen Pferdes im Tagesverlauf je Beobachtungseinheit	84
Abbildung 28:	Gemeinsames Ruhen im Sommer	86
Abbildung 29:	Ruhen im Stehen während des Winters	87
Abbildung 30:	Prozentualer Anteil der Gesamtruhezeiten der Pferde im Jahresverlauf am Beobachtungstag	88
Abbildung 31:	Mittleres Ruheverhalten in Prozent in Abhängigkeit von Jahreszeit pro Beobachtungstag	89
Abbildung 32:	Prozentualer Anteil des gemittelten Gesamtruheverhaltens im Jahresverlauf pro Beobachtungstag	89
Abbildung 33:	Prozentualer Anteil der eingenommenen Ruhepositionen am Gesamtruheverhalten im Jahresverlauf	91

Abbildung 34:	Gemittelte Gesamtruhezeit des Lichttages in Minuten pro Stunde	95
Abbildung 35:	Anteile Einzelruhen und Gruppenruhen der Przewalskipferde im gesamten Jahr in Prozent	99
Abbildung 36:	Cortisolmetaboliten in ng/g Kot der Przewalskihengste im Jahresverlauf	100
Abbildung 37:	Mittelwerte der Cortisolmetabolitenkonzentration im Jahresverlauf	101
Abbildung 38:	Korrelation von ADI und Cortisolmetaboliten im Kot	104

TABELLENVERZEICHNIS

Tabelle 1: Ruheverhalten von Pferden unter naturnahenBedingungen 28

Tabelle 2: Glukokortikoidmetaboliten-Werte bei Hauspferden in der Literatur 38

Tabelle 3: Tägliche Beobachtungszeiten bzw. Sonnenstunden 42

Tabelle 4: Daten der Tennenloher Przewalskihengste 45

Tabelle 5: Average Dominance Index (ADI) der Herde im Jahresverlauf 55

Tabelle 6: Anzahl der agonistischen Interaktionen ohne bzw. mit Körperkontakt pro Beobachtungstag im Tages- und Jahresverlauf 58

Tabelle 7: Anzahl der agonistischen Interaktionen ohne bzw. mit Körperkontakt pro Pferd und Beobachtungstag im Jahresverlauf 61

Tabelle 8: Anzahl der freundlichen Interaktionen pro Beobachtungstag und Pferd im Jahresverlauf 63

Tabelle 9: Gegenüberstellung der Anzahl freundlicher und agonistischer Interaktionen pro Beobachtungstag im Tages- und Jahresverlauf 64

Tabelle 10: Nutzung der Geländeabschnitte im Jahresverlauf in Prozent 65

Tabelle 11: Prozentuale Nutzung der Geländeabschnitte im Tagesverlauf während des gesamten Jahres 66

Tabelle 12: Prozentualer Anteil des Ruheverhaltens der Pferde im Jahresverlauf am Beobachtungstag 88

Tabelle 13: Prozentualer Anteil des Ruheverhaltens der Pferde in den einzelnen Monaten pro Beobachtungstag 90

Tabelle 14: Anteil des Ruheverhaltens in Minuten pro Beobachtungsstunde 93

Tabelle 15:	Gesamtdauer des Ruhens in den jeweiligen Ruhepositionen, Dauer des Gesamtruheverhaltens sowie Dauer der Einzelsequenzen je Beobachtungseinheit in Minuten	96
Tabelle 16:	Gesamtdauer des Ruheverhaltens sowie Dauer des Ruhens in der Gruppe bzw. des Einzelruhens in min pro Beobachtungseinheit	98
Tabelle 17:	Anteile Einzelruhen und Gruppenruhen der jeweiligen Przewalskipferde im gesamten Jahr in Prozent	99
Tabelle 18:	Cortisolmetabolitenwerte je Tier und Monat in ng/g	100
Tabelle 19:	Korrelation des ADI und der Cortisolmetaboliten im Kot	103

1 EINLEITUNG

In der Literatur werden kaum Angaben gemacht, wie die Haltungsbedingungen eines Pferdes unter seminatürlichen Bedingungen zu gestalten sind, um den Anforderungen, die das Tier an seine Umwelt stellt, gerecht werden zu können.

Schlafverhalten stellt selbst bei einem Fluchttier wie dem Pferd einen wesentlichen Bestandteil des Tagesablaufes dar. Inwieweit und durch welche Faktoren dieses Verhalten tatsächlich beeinflussbar ist, ist bisher nicht ausreichend geklärt.

Insbesondere die Gemeinschaftshaltung überzähliger Hengste in Zoologischen Betrieben muss sich immer wieder mit der kritischen Frage auseinandersetzen, ob diese arttypische Haltung im Junggesellenverband allen Herdenmitgliedern, auch den rangniederen, gerecht wird. Ein wichtiges Argument für eine solche Haltung ist das unbeeinträchtigte Ausleben natürlicher Verhaltensweisen im Herdenverband. Ob dem wirklich so ist, vor allem ob es allen Tieren der Junggesellenherde möglich ist, ihr Ruheverhalten ungestört auszuüben, soll hier untersucht werden.

Im Rahmen der vorliegenden Arbeit wurde das Schlaf- und Ruheverhalten einer Herde Przewalskihengste im Tennenloher Forst, die unter natürlichen Bedingungen ohne einen vom Menschen vorgegebenen Rhythmus im Herdenverband leben, über den Zeitraum eines Jahres genauer beobachtet.

Von Interesse war, inwieweit die Hengste durch ihre Stellung innerhalb der Herde und/oder durch äußere Bedingungen in ihrem Schlafverhalten beeinflusst werden. Weiterhin wurden soziale Interaktionen ausgewertet, sowie Glukokortikoidmetaboliten im Kot gemessen, um den Stress der Tiere zu quantifizieren und möglicherweise dessen Ursachen oder Auswirkungen herauszufinden.

Ziel dieser Arbeit war es, Aussagen über die Verhaltensweisen der Przewalskihengste im Tennenloher Forst, vor allem in Bezug auf Rangordnung, Stressbelastung und Schlafverhalten, treffen zu können.

2 LITERATUR

2.1 Przewalskipferde

2.1.1 Geschichtliches

Das Wildpferd *Equus przewalskii* (POLJAKOW, 1881) ist die letzte, bis in die heutige Zeit überlebende Wildpferdeart. Obwohl diese Pferde in freier Wildbahn im 20. Jahrhundert ausgerottet wurden, ist der Bestand in Zoos und Tiergärten mittlerweile so stark angewachsen, dass seit 1992 erfolgreiche Wiederauswilderungsprojekte in China und der Mongolei durchgeführt werden können. Das Internationale Zuchtbuch führt der Zoo Prag, das Europäische Erhaltungszuchtprogramm (EEP) liegt derzeit in der Verantwortung des Kölner Zoos (Koordinator: W. Zimmermann) (PUSCHMANN, 2007).

Das Przewalskipferd wurde nach dem russischen Forschungsreisenden Nikolai Michailowitsch Przewalski benannt, der 1878 von einer Forschungsreise aus Asien Schädel und Haut nach Russland brachte. So erfolgte im Jahr 1881 die wissenschaftliche Erstbeschreibung nicht wie sonst üblich anhand eines lebenden Tieres, sondern auf der Grundlage dieser Körperteile durch Iwan Semjonowisch Poljakow (VOLF, 1996).

In ihrem Ursprungsgebiet waren die Pferde, wenn auch unter anderem Namen, bereits seit langem bekannt. Die Mongolen nannten sie „Taki", die Chinesen „Jie-ma" und die Kirghisen „Kertag" (VOLF, 1996).

Das letzte freilebende Tier wurde 1969 gesichtet, wenngleich das Przewalskipferd bereits zum Zeitpunkt seiner Erstbeschreibung sehr selten war. Die Tatsache, dass die Tiere in freier Wildbahn ausgerottet wurden, hat sicherlich mehrere Gründe. Es wird von mongolischen Pferdefängern, der Konkurrenz zwischen Wildpferden und Hauspferden um Wasserressourcen, Krankheiten und einigen sehr kalten Wintern berichtet (BOUMAN, 1986).

Die Beziehung der Menschen zu den kleinen Pferden ist zwiespältig. BOUMAN (1986) beschreibt das Verhältnis zwischen Menschen und Wildpferden, die auf den Rinderweiden grasten und die Stuten der Hauspferde vertrieben, als schlecht.

Dass es heute überhaupt noch lebende Przewalskipferde gibt, ist vor allem Friedrich von Falz-Fein und Carl Hagenbeck zu verdanken, die zwischen 1899 und 1904 Wildpferdefohlen für Privatliebhaber, Tierhändler und Zoos importierten.

„Eine der interessantesten Forschungsreisen war diejenige [...] nach Asien, um den Versuch zu wagen, lebende Wildpferde (Equus przewalski) nach Europa zu bringen. Frühere Versuche waren gescheitert, mit einer einzigen Ausnahme. Dem bekannten Tierfreund und Züchter Falz-Fein war es gelungen, einige Exemplare dieser seltenen Tiere aus der asiatischen Steppe nach seiner Besitzung Askania Nova auf der Krim zu verpflanzen" (HAGENBECK, 1958).

Hagenbeck, dessen erste Auflage seines Buches „Von Tieren und Menschen" 1928 erschien, schrieb hier bereits von seltenen Tieren und schilderte ausführlich die Schwierigkeiten und Probleme, die ihm das Auffinden, Fangen und der Transport der Tiere nach Europa bereitet haben. Aus dem hier beschriebenen 11 Monate dauernden Transport trafen 28 Fohlen in Hamburg ein (HAGENBECK, 1958).

Letztlich wurden 53 Wildpferde aus dem Grenzgebiet zwischen Mongolei und Nordwest-China an Zoologische Gärten und Privatliebhaber verkauft. Ein letztes Wildpferd, eine Stute, wurde 1946 in der Mongolei gefangen (http://www.zoopraha.cz/en, 21.06.2010).

Von diesen insgesamt 54 Tieren sorgten lediglich 13 Individuen für Nachwuchs, d.h. die heutige Przewalski-Population ist auf genau diese 13 Tiere zurückzuführen.

Während des 2. Weltkrieges erschossen deutsche Soldaten in der besetzten Ukraine dann die wertvolle Zuchtgruppe von Askania Nova. 1945 gab es weltweit nur mehr 2 Zuchtgruppen, eine davon in Prag und eine im Münchener Tierpark Hellabrunn. Die Prager Zuchtgruppe begründet sich auf 3 Pferde, die 1923 aus Halle nach Prag kamen.

1949 wurde schließlich die Askanier Zucht nochmals neu begründet. Basis der neuen Linie waren die Stute, die 1946 als letztes Wildpferd in freier Natur gefangen wurde, zwei Stuten aus der Prager Zucht sowie ein Hengst aus der Zucht des Münchener Tierparks Hellabrunn. Dass trotz aller Widrigkeiten schon im Jahr 1988 die ersten Przewalskipferde im Rahmen eines Wiedereinbürgerungsprojektes in die chinesische Provinz Xinjiang transportiert werden konnten, ist unter anderem den intensiven Zuchtbemühungen dieser beiden Zoos zu verdanken.

1959 organisierte der Prager Zoo ein internationales Symposium zum Schutz der Przewalskipferde, wo es zur Gründung eines Internationalen Zuchtbuchs kam (http://www.zoopraha.cz/en, 21.06.2010). Dieses erfasst alle Tiere die seit 1899 geboren wurden. Seit 2001 ist dieses Zuchtbuch auch im Internet unter http://przwhorse.pikeelectronic.com (21.06.2010) einsehbar.

2.1.2 Lebensraum und Schutzstatus

Der ursprüngliche Lebensraum der Przewalskipferde waren Halbwüsten und Wüsten in der südwestlichen Mongolei. Das Verbreitungsgebiet der Wildpferde reichte vom Fluss Ural und dem Kaspischen Meer über die Steppen Kasachstans bis hin zur Ostmongolei und Nordchina. Als das Przewalskipferd 1878 entdeckt wurde, war das Verbreitungsgebiet der wenigen verbliebenen Herden bereits stark eingeschränkt. Die letzten beiden wildlebenden Herden wurden 1967 und 1968 gesichtet (CLAUDE, 1998).

Für das Aussterben der Przewalskis in freier Wildbahn werden zahlreiche mögliche Faktoren angeführt. So zählen BOUMAN (1986) und CLAUDE (1998) als wichtige Punkte unter anderem die Besetzung der Wasserstellen durch mongolische Viehzüchter, den Abschuss der Wildpferde und letztlich die Fangaktionen der Tierhändler auf.

Haltung und Zucht im Zoo erwiesen sich zunächst als schwierig und in den ersten Jahrzehnten als wenig erfolgreich. Bis 1925 waren zwischen 25 und 30 Pferde auf 12 bis 15 Zoos verteilt, wobei viele dieser Wildpferde starben, bevor sie zur Zucht eingesetzt werden konnten. Nur 31 Tiere hatten den 2. Weltkrieg überlebt (CLAUDE, 1998). Befürchtungen, dass das Przewalskipferd nun auch im Zoo aussterben würde, gaben im Jahr 1959 Anlass zum 1. Internationalen Symposium über das Przewalskipferd in Prag. In diesem Zuge wurde auch ein internationales Zuchtbuch angelegt. Diesen Bemühungen ist es zu verdanken, dass die Zahl der Tiere bis 1994 kontinuierlich auf über 1400 angestiegen ist und bis zum heutigen Tag weiter steigt.

So sind Przewalskis die erste Tierart, die nach vielen Generationen im Zoo wieder in ihr natürliches Habitat ausgewildert werden konnte (VAN DIERENDONCK, 1996). Von einem gesicherten Bestand zu sprechen, wäre aber zum heutigen Zeitpunkt verfrüht.

Auf der IUCN Liste (International Union for Conservation of Nature) ist das Przewalskipferd seit 2008 als „critical endangered", also als „vom Aussterben bedroht" gelistet.

Diese als wirklich kritisch zu betrachtende Einstufung ist allerdings im Falle der Wildpferde bereits ein Aufstieg zur vorherigen Listung: „extinct in the wild" (in freier Wildbahn ausgestorben) (http://www.iucnredlist.org/apps/redlist/details/7961/0, 16.06.2010). Im Washingtoner Artenschutzabkommen, das vor allem den Handel mit geschützten Tieren und Pflanzen regelt, sind Przewalskipferde im Anhang I gelistet, der alle unmittelbar bedrohten Arten anführt. In der EG-Verordnung 338/97 findet man sie, aus denselben Gründen, im Anhang A.

2.1.3 Haremsherden

Pferde leben natürlicherweise in reinen Hengstgruppen oder Familienverbänden, die aus mehreren Stuten, deren Nachwuchs sowie einem Althengst bestehen. Diese Familiengruppen bestehen in der Regel aus fünf bis zwanzig Pferden (BENECKE, 2001). In solchen Herden ist nicht, wie oft angenommen, der Hengst das ranghöchste Tier. Er ist auch nicht der aggressivste in der Gruppe und es gibt immer einige Stuten, denen er sich unterordnet (HOUPT und KEIPER, 1982). Obwohl es in den Familienverbänden jedes Jahr Nachwuchs gibt, ändert sich die Gruppengröße nur innerhalb gewisser Grenzen, was sich vor allem auf die freiwillige oder erzwungene Abwanderung der Junghengste und -stuten zurückführen lässt (ZEITLER-FEICHT, 2008). Hengstfohlen verlassen die Haremsherde im Alter von ein bis zwei Jahren, Stuten bleiben oder gehen ebenfalls (FRASER, 1974). Junge Stuten können auch mit einem der älteren Junggesellen einen neuen Harem bilden (FEIST und MC CULLOUGH, 1976).

2.1.4 Junggesellengruppen

Das Zusammenleben der Hengste in einer Junggesellengruppe, wie im „Tennenloher Forst" praktiziert, entspricht der natürlichen Lebensweise der Junghengste. In freier Wildbahn würden diese im Alter von 1- 4 Jahren ihre Herde verlassen und sich zu Hengstgruppen zusammenschließen (TYLER, 1972; SCHÄFER, 1974).

Die Hengste, die aus ihrer alten Herde verjagt wurden, organisieren sich in ebensolchen Gruppen, in deren linearer Hierarchie dem Alter eine große Bedeutung zukommt (FEH, 1988). Die Junggesellen markieren und verteidigen ihr Territorium nicht (KLIMOV, 1988).

„Dass die Junghengste, wenn sie geschlechtsreif werden, von dem Herdenhengst vertrieben werden, ist selbstverständlich, und es wird dabei vollständig gleichgültig sein, ob dieser Herdenführer der eigene Vater ist oder etwa ein anderer Hengst, der diesen inzwischen abgekämpft hat" (VOLF, 1996).

KOLTER und ZIMMERMANN (2001) führen an, dass sich Junggesellengruppen nicht immer auf Junghengste gründen müssen. So schließen sich auch Haremshengste, die von erwachsen gewordenen Junggesellen abgelöst wurden, ebenfalls einer bestehenden Junggesellengruppe an oder gründen eine solche neu.

Für das EEP und andere Zuchtprogramme sind Junggesellengruppen insofern von großer Bedeutung, als dass sie als Reservoir für Junghengste sowie ehemalige Haremshengste dringend nötig sind, um Inzucht zu vermeiden. Nur so ist es möglich die von Zeit zu Zeit nötigen Hengstwechsel in den Haremsherden der Zoos durchführen zu können, sowie Junghengste bis zur Deckreife vernünftig unterzubringen.

Die sich daraus begründende Unbeständigkeit in der Junggesellenherde in Hinblick auf Zusammensetzung und Größe der Herde entspricht voll und ganz dem System in der Natur, wo sich solche Herden ebenfalls ständig verändern (KOLTER und ZIMMERMANN, 2001; BENECKE, 2001; PUSCHMANN, 2007). Eine in der Wildbahn übliche Gruppe mit ca. vier Hengsten kommt etwa auf ein bis zwei Hengstwechsel pro Jahr (KOLTER und ZIMMERMANN, 2001).

2.1.5 Haltung von Przewalski-Hengsten in Zoologischen Gärten, Semireservaten und Beweidungsprojekten

Ein chronisches Dilemma bei der Zucht in Gefangenschaft sind die in vielen Institutionen oft unzureichenden Unterbringungsmöglichkeiten vor allem für männliche Nachkommen der dort gezüchteten Spezies. Bei Przewalskipferden haben die konventionelle Haltung in Haremsherden (ein Hengst mit mehreren Stuten und Fohlen) und ein annähernd ausgeglichenes Geschlechterverhältnis bei den Geburten einen Überschuss an Hengsten, sog. „surplus Hengste" geschaffen (TILSON, 1988). Diese wurden wegen ihrer Aggressivität in Zoos traditionell einzeln oder seltener zu zweit oder zu dritt gehalten (REINDL und TILSON, 1985).

Das Problem der Unterbringung dieser überzähligen Hengste ist sicherlich nicht einfach zu lösen. Abgesehen von der für diese Spezies aus genetischer Sicht nicht tragbaren Alternative der Euthanasie von überzähligen Pferden wäre eine mögliche Lösung des Problems die Tiere in Gefangenschaft so zu halten, wie sie sich vermutlich in der Natur zusammenschließen würden, also in Junggesellengruppen (TILSON, 1988).

Eine solche Haltung von Junggesellenherden ist im Zoo jedoch nur schwer realisierbar. WENK (2004) sowie VAN DIERENDONCK (1996) begründen dies mit der aggressiven Natur der Przewalskihengste.

TILSON (1988) stellt sogar die Frage, ob Junggesellengruppen eine sinnvolle Alternative oder nur eine euphemistische Problemlösung darstellen, in der die Tiere aufgrund ihrer Kampfverletzung sterben würden. Allerdings darf nicht übersehen werden, dass, wie erwähnt, die Junggesellenherden einen wichtigen Beitrag zur Arterhaltung der Przewalski-Wildpferde leisten und ihre Haltung in Beweidungsprojekten, wie zum Beispiel im Stadtwald Augsburg oder im Tennenloher Forst gut zu realisieren ist.

Zurzeit werden viele dieser überzähligen Hengste in großzügigen Gehegen im Rahmen von Wiederauswilderungsprogrammen oder Beweidungsprojekten gehalten.

In solchen Junggesellenherden lernen die Hengste, sich gegeneinander zu behaupten. Gerade weil bei der Zucht von Przewalskipferden im Zoo jahrelang eben genau entgegen der natürlichen Aggressivität gezüchtet wurde, ist dies für das spätere Führen einer Stutenherde von herausragender Bedeutung.

Agonistisches Verhalten unter Junggesellen verbessert ihre Fähigkeiten und gibt den Hengsten die Möglichkeit die physische Stärke zu entwickeln, die nötig ist, einen Harem zu erwerben und zu leiten (MC DONNELL und HAVILAND, 1995).

In Bezug auf Wiederansiedelungsprogramme oder den Einsatz von Przewalskipferden in Naturschutzprojekten stellen KOLTER und ZIMMERMANN (2001) diese jahrelange „Selektion" in Frage, da gerade Hengste gewisse Führungsqualitäten benötigen, um einen Harem zunächst zu erobern und dann auch erfolgreich anzuführen. Hierzu gehört eben auch - zumindest bei Przewalskipferden - ein bestimmtes Maß an Aggressivität. Diese Aggressivität stellt an die Haltung der Tiere sicherlich keine kleine Herausforderung. Da jedoch die Zucht letztlich der Arterhaltung und Wiederansiedelung im ursprünglichen Lebensraum dienen soll, ist eine Auseinandersetzung von Seiten der Tierhalter mit dieser Aggression unumgänglich (KOLTER und ZIMMERMANN, 2001).

2.2 Rangordnung

2.2.1 Methoden zur Rangordnungsbestimmung

In jeder Herde herrscht eine klare Rangordnung, die ständig aufrecht erhalten werden muss und sich permanent neu organisiert. Das rangoberste Tier hat grundsätzlich Anspruch auf beispielsweise den besten Futter- bzw. Liegeplatz (SYME, 1974). Werden diese Privilegien von anderen Pferden missachtet, treten Rangkämpfe zunächst durch Drohen und notfalls auch durch Schlagen oder Beißen auf (ZEITLER-FEICHT, 2008).

Allerdings gewährleistet eine weitgehend stabile Rangordnung in einer Pferdeherde, dass es bei Kompetenzschwierigkeiten nicht stets erneut zum Kampf kommt. Somit dient sie dem reibungslosen Ablauf des Zusammenlebens (ZEITLER-FEICHT, 2008).

Es ist kein Problem, die ranghohen Mitglieder einer equinen Hierarchie herauszufinden. Dem entgegen ist es nicht einfach, Beziehungen zwischen den rangniedrigen Tieren zu beurteilen und festzulegen (TYLER, 1972). MC DONNELL und HAVILAND (1995) stellten fest, dass die größte Frequenz und Intensität aggressiver Interaktionen unter mittelmäßig dominanten Individuen stattfand, im Gegensatz zu den klar dominanten sowie klar unterlegenen Herdenmitgliedern. Mit Hilfe der Verhaltensantagonismen „Aggression" und „Unterwerfung" wird im Tierverband eine soziale Dominanz einzelner Individuen über andere Gruppenmitglieder geschaffen (GRÖNGRÖFT, 1972).

Neulinge in einer Pferdegruppe sind gezwungen, sich zunächst einen Platz in der Gruppe zu suchen, wobei sie diesen gegenüber jedem einzelnen Herdenmitglied behaupten müssen. Daraus resultierende Auseinandersetzungen dauern manchmal mehrere Tage und werden umso erbitterter geführt, je ranghöher das fremde Tier in seiner früheren Gruppe war (SAMBRAUS, 1978).

Die sich schließlich hieraus ergebende soziale Ordnung stabilisiert die Herde, reduziert Aggressionen und verhindert längerfristig Verletzungen (KEIPER und SAMBRAUS, 1986). Ist eine soziale Ordnung erst einmal erstellt, braucht das dominante Pferd nicht mehr aggressiv zu werden und es genügt ein leichtes Drohen, damit das untergeordnete Pferd ausweicht. Meideverhalten ist für ein untergeordnetes Herdenmitglied eine bessere Strategie als aggressives Verhalten (FRASER, 1979).

Die zum Teil sehr widersprüchlichen Angaben über Einflussfaktoren auf die soziale Rangordnung bei Pferden in den bisherigen Untersuchungen liegen vermutlich an der großen Interferenz der einzelnen Faktoren untereinander. Der Entwicklung von ranghohen und rangniedrigen Tieren liegt mit großer Sicherheit ein multifaktorielles Geschehen zugrunde.

GRZIMEK (1949) untersuchte als einer der ersten die Rangordnung von Pferden. Er beobachtete jeweils eine Junghengstherde sowie eine Jährlingsstutenherde. Durch reine Feldbeobachtung war es ihm nicht möglich, eine Rangordnung festzustellen; so konstruierte er mit Hilfe eines Fütterungsversuches eine Konkurrenzsituation.

Einen gänzlich anderen Ansatz, die Rangordnung zu ermitteln verfolgten HEMELRIJK et al. im Jahr 2005. Sie verglichen verschiedene Methoden Rangordnungen anhand von Interaktionen der Tiere untereinander zu bestimmen und kamen zu dem Schluss, dass die Methode des „Average Dominance Index" (ADI), eine sehr gut geeignete Möglichkeit darstellt, mit einfachen Mitteln gute Ergebnisse zu erzielen.

Zur Bestimmung des ADI eines Tieres wird zunächst die Anzahl der gewonnenen Interaktionen gegen einen bestimmten Gegner durch die Gesamtanzahl der Auseinandersetzungen in die das Paar miteinander verwickelt war dividiert. Der Average Dominance Index eines Individuums ergibt sich aus dem Durchschnitt aller Dominanz Indizes mit allen seinen Interaktionspartnern.

Zeigt ein Individuen-Paar untereinander keine Interaktionen, wurde dieser Wert aus der Analyse ausgeschlossen.

Ein höherer ADI-Wert bedeutet einen höheren Rang in der Gruppe. Der ADI berücksichtigt nicht, dass sich die verschiedenen Interaktionen im Grad ihrer Aggressivität unterscheiden, da er jeweils den Durchschnittswert aller Interaktionen zwischen zwei Individuen als Basis der Berechnungen nutzt. So bekommt eine einzelne gewonnene oder verlorene Interaktion kein so großes Gewicht. Ein weiterer Vorteil ist, dass auch dann gute Ergebnisse erzielt werden, wenn einzelne Individuen einer Herde nicht direkt miteinander interagieren (HEMELRIJK et al., 2005).

2.2.2 Einflussfaktoren auf die Rangordnung

Verschiedene Faktoren beeinflussen die Rangordnung einer Pferdeherde. Hierbei finden sich in der Literatur widersprüchliche Aussagen. So stellten HOUPT et al. (1978) sowie ARNOLD und GRASSIA (1982) bei Hauspferden keinen signifikanten Zusammenhang zwischen Alter, Größe und Rangfolge fest. Jungpferde unter drei Jahren wurden jedoch von adulten Tieren dominiert (HOUPT et al., 1978). GRZIMEK (1949) ist dagegen der Ansicht, dass das Alter eines Pferdes die Position in der Rangfolge beeinflusst, aber nicht der entscheidende Faktor im Erreichen eines hohen Ranges ist. Zu einem gänzlich anderen Schluss kamen KEIPER und SAMBRAUS (1986). Bei von ihnen beobachteten wildlebenden Islandpferden korrelierte das Alter signifikant mit dem Rang. Dies bestätigen Beobachtungen von FEIST und MC CULLOUGH (1976), sowie von GRÖNGRÖFT (1972). HECHLER (1971), wie auch ELLARD und CROWELL-DAVIS (1989) hingegen verweisen auf positive Korrelationen zwischen dem Rang eines Herdenmitgliedes und seiner Größe, seinem Gewicht und Alter. Laut FRASER (1974) sind die älteren und größeren Tiere einer Herde oben in der Rangordnung zu finden. Auch ZEITLER-FEICHT (2008) und KLIMOV (1988) führen die altersabhängige Erfahrung als wichtigen Punkt an, wodurch ältere, erfahrenere und noch leistungsstarke Tiere dann in der Regel über jüngere dominieren. MONTGOMERY (1957) hält zumindest die größere Zahl der älteren Pferde für dominanter als die jüngeren. ZEITLER-FEICHT (2008) führt zusätzlich das Geschlecht als rangbeeinflussenden Faktor an, während dieses für HOUPT (1978) keine Rolle spielt. Auch KEIPER und SAMBRAUS (1986), sowie HOUPT et al. (1979) teilen die Ansicht, dass Hengste und Wallache nicht automatisch dominant über Stuten sind.

Großen Einfluss haben allerdings das individuelle Temperament sowie die daraus resultierende individuelle Aggressivität der Pferde. Signifikante Korrelationen zwischen Aggressivität und Stellung in der Herde konnten sowohl KEIPER und SAMBRAUS (1986) wie auch ARNOLD und GRASSIA (1982) aufzeigen.

Letztlich bleiben Faktoren oder deren Wechselwirkungen, die den Rang eines Pferdes bestimmen, unklar (HOUPT und KEIPER, 1982). So sind vermutlich auch die individuell sehr unterschiedlichen und nur schwer allgemein zu fassenden Faktoren „Temperament" und „Erfahrung" eines Pferdes bei der Besetzung einer Rangposition von Bedeutung. TILSON (1988) sieht das individuelle Temperament als den am meisten rangbeeinflussenden Faktor an. Neben körperlichen Merkmalen sind psychische Faktoren wie Kampfbereitschaft, rasche Reaktion und Selbstvertrauen ausschlaggebend (ZEITLER-FEICHT, 2008). HOUPT et al. (1978) führen Aggression sogar als den wichtigsten Faktor an, wobei das ranghöchste Tier zwar gegen die größte Anzahl von Pferden aggressive Aktionen zeigt, jedoch nicht zwangsläufig pro Interaktion am aggressivsten ist (ELLARD u. CROWELL-DAVIS, 1989). Rangordnungskämpfe stellen zwar eine nicht zu unterschätzende Stresssituation für die beteiligten Pferde dar (VOLF, 1996), dennoch handelt es sich in den allermeisten Fällen um ritualisierte Auseinandersetzungen, die nur selten bis zum Ende ausgetragen werden. Oft genügt die Tatsache, dass ein Tier fähig wäre, gewinnen zu können. Wirklich ernsthafte Kämpfe sind selten (KOLTER und ZIMMERMANN, 2001; HEMELRIJK et al., 2005).

2.2.3 Veränderungen in der Rangordnung

Die Stabilität der Rangfolge über einen längeren Zeitraum beschreiben nur wenige Autoren. GRZIMEK (1949) untersuchte die Rangfolge zweimal im Abstand von zwei Monaten, dabei änderten sich die Rangordnungen im Wesentlichen nicht. Besonders die Positionen der an der Spitze und am Ende der Rangfolge stehenden Tiere blieben gleich. Dagegen zeigten die von KEIPER und SAMBRAUS (1986) beobachteten Herden keine stabile Rangordnung. In Beobachtungen über vier Jahre gab es deutliche Verschiebungen in der Rangfolge der Herden. Auch STREIL (2001) untersuchte eine Herde von 10 Wallachen, deren Rangordnung sich innerhalb von 12 Monaten deutlich veränderte. Es kam zu Positionsänderungen sowohl in den oberen als auch den unteren Positionen.

2.3 Interaktionen

2.3.1 Agonistische Interaktionen

Agonistisches Verhalten umfasst alle Verhaltensweisen, die in Zusammenhang mit einem Konflikt stehen. Hierzu zählen sowohl Angriffsverhalten, als auch Flucht- und Beschwichtigungsverhalten. Es beinhaltet also alle Formen des Verhaltens eines Tieres, das körperlich oder auf andere Art im Konflikt mit einem anderen Tier steht (FRASER, 1974).

Auch weist agonistisches Verhalten meist einen hohen Grad an Ritualisierung auf, so dass die Verletzungsgefahr auch bei Aktionen mit Körperkontakt gering ist (RANSOM und CADE, 2009). Beim Großteil der Auseinandersetzungen kommt es allerdings erst gar nicht zum Körperkontakt, da die Pferde nur so viel aggressives Verhalten zeigen, wie es die jeweilige Situation unbedingt erfordert. So erfolgt eine Vielzahl der Auseinandersetzungen lediglich in Form von Drohungen (ZEITLER-FEICHT, 2008). Das bestätigen auch die Beobachtungen von KEIPER und RECEVEUR (1992) an Haremsherden.

Die agonistischen Verhaltensweisen werden in solche ohne und jene mit Körperkontakt eingeteilt. Eine andere Einteilung ist die in defensiv-agonistisches Verhalten (Schlagen und Schlagdrohen) und aggressives agonistisches Verhalten (Drohschwingen und Beißen) (FEH, 1988). Aggressive Drohformen wie Drohschwingen, Angehen und Beißen werden überwiegend von ranghohen Tieren gegen Rangniedere eingesetzt. Defensive Verhaltensweisen wie Hinterhanddrohen und Hinterhandschlag sind unabhängig vom Rang. Sie sind zudem typisch für Stuten, während bei Hengsten die aggressiven Drohformen überwiegen (ZEITLER-FEICHT, 2008). MC DONNELL und HAVILAND (1995) stellten fest, dass die größte Frequenz und Intensität aggressiver Interaktionen unter Individuen stattfand, die in der Mitte der Rangordnung anzusiedeln sind.

1.3.2 Freundliche Interaktionen

Verhaltensweisen wie "Zusammenstehen", "gegenseitige Fellpflege", "freundlicher Kopf-Körper-Kontakt", "Spielen", sowie "Riechen" und "Folgen" wurden von KOLTER und ZIMMERMANN (1988) als "freundliche" oder "nicht-agonistische" Verhaltensweisen bei Przewalskipferden gewertet. Bei späteren Beobachtungen machten nicht-agonistische Verhaltensweisen 60-95 % der gesamten Interaktionen aus (KOLTER und ZIMMERMANN, 2001). Auch SCHÄFER (1974) spricht gerade der sozialen Hautpflege eine wichtige gruppenbildende und bindende Funktion zu. Bei Przewalskipferden ist gegenseitige Fellpflege, bei der zwei Pferde Kopf an Schulter oder Kopf an Schweif nebeneinanderstehen und sich gegenseitig an Hals, Mähne, Rumpf oder Schweif beknabbern vor allem bei jungen Junggesellen üblich (MC DONNELL und HAVILAND, 1995).

2.4 Schlafverhalten beim Pferd

2.4.1 Definition Schlaf

ZEEB (1998) definiert Ruhen als Nichtstun. Dieses Nichtstun beinhaltet jedoch einen wichtigen Aspekt, es verhilft dem Organismus zur Entspannung und sorgt für die Regeneration des Nervensystems.

GATTERMANN (1993) beschreibt dagegen Schlaf als aktiven Prozess mit Bewusstseinsverlust, in dem vor allem Aktivitäten des Großhirns und das aufsteigende aktivierende System der Formatio reticularis gehemmt werden. Umweltreize werden dabei nur vermindert aufgenommen, der Muskeltonus ist herabgesetzt, Verdauung und Thermoregulation sind verändert. Der Schlaf dient sowohl der Wiederherstellung körperlicher Funktionen als auch der Informationsaufbereitung im Gehirn. Nach TEMBROCK (1992) beinhaltet das Schlafverhalten eine relative Immobilität, spezifische Schlafstellungen und eine circadiane Verlaufsform.

2.4.2 Eingenommene Ruhepositionen beim Pferd

Viele der Autoren, die über Schlafverhalten bei Pferden geschrieben haben, setzen die eingenommene Schlafposition bestimmten Ruhephasen gleich.

DUNCAN (1980), der in seiner Studie über Camargue-Pferde durch rein visuelle Beobachtungen selbst nicht festzulegen vermochte, wie viel Zeit die Pferde in welchem Schlafstadium verbrachten, teilte Ruhen in die Positionen „stehend ruhen", „sternal liegend" und „lateral liegend" ein.

Er folgerte dann - sich auf DALLAIRE und RUCKEBUSCH (1974) beziehend - dass Pferde für die verschiedenen Phasen verschiedene Positionen einnehmen. Auch andere Autoren schreiben dem Ruhen mit zunehmendem Intensitätsgrad (von Dösen über Schlummern bis zum Tiefschlaf) die jeweiligen Positionen Stehen, Liegen in Bauchlage und Liegen in Seitenlage zu (RUCKEBUSCH, 1972; SCHÄFER, 1974; IHLE, 1984).

Allerdings warnte HASSENBERG bereits 1971 vor der rein visuellen Beurteilung der Intensitätsgrade, wenn nicht außerdem die neurophysiologischen Zustände zwischen Ruhe und Schlaf erfasst werden. Neuere Untersuchungen zeigen, dass Pferde in den verschiedenen Ruhepositionen mehr als ein Ruhestadium durchlaufen können. In welchem Ruhezustand sich ein Tier tatsächlich befindet lässt sich mit Sicherheit erst nach Untersuchung seines neurophysiologischen Zustandes feststellen; eine visuelle Beobachtung ist hierfür meist nicht ausreichend (HASSENBERG, 1971; JAWOROWSKA, 1976; WÖHR und ERHARD, 2006).

Bisher wurde davon ausgegangen, dass Dösen vor allem im Stehen erfolgt und sich Pferde sowohl für Leichtschlaf (Halbschlaf, Schlummern) als auch Tiefschlaf hinlegen müssen. Mithilfe moderner Messmethoden der Polysomnographie ermittelten WÖHR und ERHARD (2006) verschiedene, mit denen des Menschen vergleichbare Schlafstadien beim Pferd. Sie konnten in ihrem ersten Experiment nachweisen, dass Tiefschlafphasen vorwiegend beim stehenden Tier auftreten. Darüber hinaus stellten sie typische, mit Traumphasen assoziierte REM (rapid eye movement) - Phasen fest. Diese traten jedoch nicht nur, wie bisher beschrieben in Seitenlage auf, sondern wurden auch in Bauchlage beobachtet.

Im Stehen ruhende Pferde nehmen eine ganz bestimmte Körperhaltung ein, die ein ruhendes Pferd deutlich von einem stehenden Pferd, das z.B. die Umgebung sichert, abgrenzt. Sie entlasten zumeist abwechselnd eine Hintergliedmaße; Genick, Hals und Rücken bilden nahezu eine Gerade. Die Augen sind halb oder ganz geschlossen und die Ohren, wie auch die Unterlippe, hängen locker herab.

Dies wird insgesamt als Dösgesicht bezeichnet (DUNCAN, 1980; ZEITLER-FEICHT, 2008).

In der sogenannten Bauch- bzw. Brustlage ruht das Pferd auf der Sternalregion, die Hinterbeine sind auf einer Seite unter den Körper gezogen und die Vorderbeine meist eingeschlagen, manchmal aber auch zur Seite oder nach vorne ausgestreckt. Der Kopf wird frei getragen oder mit dem Maul auf dem Boden aufgestützt; ein Dösgesicht kann hier ebenfalls beobachtet werden. Diese Haltung nehmen vor allem ältere Fohlen und Jungpferde sowie hochtragende Stuten ein (ZEITLER-FEICHT, 2008).

In Seitenlage liegen Rumpf, Hals und Kopf flach auf der Seite; ein Vorderbein wird meist angewinkelt, das andere gestreckt. Die Hinterbeine sind gestreckt (SCHÄFER, 1974). Die Atmung ist tief und hörbar (HEINTZELMANN-GRÖNGRÖFT, 1984). Meist wird vor und nach der Seitenlage die Bauchlage eingenommen. Nur bei wenigen Tieren beobachtete FADER (2002) nach dem Abliegen ein sofortiges Einnehmen der Seitenlage.

2.4.3 Schlafphasen

Das Ruheverhalten beinhaltet wie bereits angesprochen verschiedene Ruhestadien. Equiden sind polyphasische Schläfer, sie schlafen mehrmals innerhalb 24 Stunden, mit einem oder mehreren Schlafzyklen, die in jeder Phase auftreten (MC GREEVY, 2004). Pferde zeigen drei Formen des Ausruhens, die je nach neurophysiologischer Intensität in Dösen, Schlummern und Tiefschlaf zu unterteilen sind (HOUPT, 1980).

Nach RUCKEBUSCH (1972) durchläuft ein Individuum vom oberflächlichen Dösen über den Leichtschlaf und Halbschlaf bis hin zum Tiefschlaf verschiedene Stadien der verminderten Reizwahrnehmung, die zu weitgehender Teilnahmslosigkeit am Umweltgeschehen führen können. Insgesamt unterscheidet er die Phasen „Wachsein", „Dösen", „slow-wave-sleep" und „paradoxen Schlaf". Tiere durchlaufen, ebenso wie der Mensch, REM und Non REM Phasen (BORBÉLY, 1988). An eine SWS (slow wave sleep) Phase schließt sich eine REM Phase an, wobei dies während eines Schlafzyklus mehrmals abläuft. SWS-Schlaf wird weiterhin unterteilt in den tiefen SWS-Schlaf und den leichten SWS-Schlaf (LIMA et al., 2005).

Beim Dösen stehen die Pferde völlig entspannt, meist mit den beiden voll belasteten Vorderbeinen parallel nebeneinander.

Die Hinterbeine werden durch abwechselndes Schildern entlastet (SCHÄFER, 1974). Charakteristisch ist hier das bereits oben beschriebene „Dösgesicht", Kopf und Hals werden gesenkt gehalten, der Schweif wird langsam zur Fliegenabwehr bewegt oder hängt entspannt nach unten (ZEITLER-FEICHT, 2008; ZEEB, 1998).

Haut- und Muskelzucken sowie langsames Schweifschlagen oder Ohrwedeln zur Fliegenabwehr ist zu beobachten (SAMBRAUS, 1978; ZEEB, 1998; ZEITLER-FEICHT, 2008). SCHÄFER (1974) bezeichnet Dösen, das die Hauptregenerationsform adulter Equiden darstellt, auch als sehr oberflächlichen Stehschlaf.

DALLAIRE und RUCKEBUSCH (1974) wiesen durch Hirnstrommessungen mittels EEG nach, dass Pferde in der „Döshaltung" nicht richtig schlafen. SCHÄFER (1974) und IHLE (1984) bestätigten diese Untersuchung, indem sie beschrieben, wie Pferde ohne Verzögerung aus dem Zustand des Dösens aufwachen und sofort reaktionsbereit sind. Mittlerweile ist allerdings bekannt, dass Pferde im Stehen nicht nur dösen sondern mehrere Ruhephasen durchlaufen können (WÖHR und ERHARD, 2006, ZEITLER – FEICHT, 2008). Ein Gleichsetzen der Ruheposition Stehen mit der Ruhephase „Dösen" ist daher nicht möglich.

Beim Schlummern, Leichtschlaf oder slow-wave-sleep nimmt das Pferd meist eine sternale Haltung mit unterschlagenen Vorderbeinen ein (HOUPT, 1980). In dieser Kauerstellung wird der Kopf entweder frei getragen oder mit dem Maul am Boden aufgestützt, falls nötig können sich die Pferde durch die unter dem Körper versammelten Gliedmaßen schnell erheben (SCHÄFER, 1974). Ein Ohrenspiel ist kaum vorhanden, an der Umwelt existiert nur noch ein geringes Interesse (IHLE, 1984). Fliegen dagegen werden gelegentlich noch mit dem Schweif abgehalten. Das Schlummern stellt die Hauptruheform bei jugendlichen Pferden dar (SCHÄFER, 1974).

In Seitenlage ist der Tiefschlaf bzw. der paradoxe oder REM-Schlaf möglich, die intensivste Form des Ruhens. Bei sehr jungen Fohlen wird Tiefschlaf zu jeder Tages- und Nachtzeit beobachtet. Erwachsene Pferde hingegen legen sich nur in die Seitenlage ab, wenn sie sich in einer sicheren Umgebung befinden (SCHÄFER, 1974). Obwohl Tiefschlafphasen selten und kurz sind, haben sie dennoch eine große physiologische Bedeutung im Schlafverhalten der Pferde (HASSENBERG, 1971; HEINTZELMANN-GRÖNGRÖFT, 1984).

Äußere Sinneseindrücke werden im Tiefschlaf nicht mehr wahrgenommen. Das Erwachen erfolgt nur langsam und stufenweise. REM (Rapid Eye Movement) - Phasen sind charakterisiert durch die für dieses Stadium namensgebenden schnellen Augenbewegungen sowie eine erhöhte Herz- und Atemfrequenz. Beim Menschen treten in dieser Schlafphase Traumphasen auf (BORBÉLY, 1998), beim Tier wird dasselbe vermutet (SCHÄFER, 1974). JAWOROWSKA (1976) stellte bei polnischen Primitivpferden außerdem Bewegungen der Ohren fest.

2.4.4 Anteil der Verhaltensweise Schlaf an einem 24 - Stunden Tag

2.4.4.1 Gesamtruhezeit

Über die Gesamtruhezeit von Pferden in naturnaher Haltung bzw. von Wildpferden gibt es verschiedene Studien. Einig sind sich alle Autoren darüber, dass die tägliche Gesamtruhezeit polyphasisch, also auf mehrere Perioden über den Tag verteilt stattfindet. Weiterhin nimmt das Ruheverhalten bei Pferden in Freilandhaltung neben dem Funktionskreis der Nahrungsaufnahme den überwiegenden Teil des Tages in Anspruch (ZEITLER-FEICHT, 2008). Tab. 1 gibt einen Überblick über die bei verschiedenen Pferden beobachteten Ruhezeiten.

2.4.4.2 Anteil der einzelnen Ruhestadien an der Gesamtruhezeit

Wie bereits beschrieben, sind die einzelnen Ruhestadien mit unterschiedlichen Anteilen am Ruheverhalten beteiligt. Die Ruheform des Dösens (im Stehen) überwiegt im zeitlichen Anteil bei Weiten über Schlummern sowie Tiefschlaf (BOYD et al., 1988; BOYD, 1988b; ZEITLER-FEICHT, 2008). Ruhen im Stehen ist die am häufigsten eingenommene Form des Ruheverhaltens am Tag (BOYD et. al., 1988). Einen Überblick über die Anteile des Gesamtruheverhaltens sowie der einzelnen Ruhepositionen verschiedener Autoren gibt Tab. 1.

Tabelle 1: Ruheverhalten von Pferden unter naturnahen Bedingungen

Gesamtruhezeit	Ruhen im Stehen	Ruhen im Liegen	Tiere	Zeitfenster	Autor
k.A.	k.A.	4,60%	Hauspferde	24 h Tag	ARNOLD (1984/85)
21,00%	15,7%	1,2% Seitenlage, 4,1% Brustlage	Przewalskipferde	24 h Tag	BOYD et al. (1988)
k.A.	9,6%	0,30%	Przewaklskipferde	8:00-18:00 (im Zoo)	BOYD (1988b)
k.A.	36,4% bzw. 15,7%	3,8% bzw. 5,3%	Przewalskipferde	24 h Tag	BOYD (1998)
20%-30%	12-19%	7-10%: 0.2- 1.0% Seitenlage; 1.0- 6.0% Brustlage	Camargue-Pferde	24 h Tag	DUNCAN (1980)
5,90%	3,00%	0,9%: Seitenlage; 5,0% Brustlage	Hauspferde	24 h Tag	FADER (2002)
23%-36%	18-34%	0,5%- 6%	Hauspferde	24 h Tag	KUHNE (2003)
25%-35%.	k. A.	k.A.	verwilderte Pferde	Sonnenauf - untergang	RANSOM u. CADE (2009)
12%	8,00%	8,2%; zudem: SWS: 8,7%; PS. 3,3%	Hauspferde	24 h Tag	RUCKEBUSCH (1972)
20-44% bzw. 27-65%	k.A.	k.A.	Przewalskipferde	Sonnenauf - untergang	VAN DIERENDONCK (1996)
k.A.	18,40%	3,00%	verwilderte Pferde	24 h Tag	WOLLENWEBER (2007)

2.4.4.3 Ruheverhalten am Tag und in der Nacht

Dass Schlafverhalten bei Pferden vor allem nachts beobachtet werden kann ist einhellige Meinung der verwendeten Literatur.

Pferde schlafen in der Nacht in mehreren kurzen Schlafperioden, die sich mit Phasen des Wachseins abwechseln (LITTLEJOHN und MUNRO, 1972; RUCKEBUSCH, 1972; BOGNER und GRAUVOGL, 1984).

Hauptruhezeiten, in denen am häufigsten die Ruhepositionen Seitenlage und Bauchlage eingenommen werden, liegen zwischen Mitternacht und vier Uhr morgens (KOWNACKI et al., 1978). In diese Zeit fallen auch die meisten der in der Regel recht kurzen Tiefschlafphasen (SCHÄFER, 1974; HEINTZELMANN-GRÖNGRÖFT). Beobachtungen von IHLE (1984) sowie BOYD et al. (1988a) bestätigen diese Ergebnisse und ergänzen, dass die Seitenlage selten länger als 30 Minuten eingenommen wird. Außerdem verbringen Pferde nachts mehr Zeit im sternalen Liegen als am Tag (BOYD, 1988a).

Während des Tages konnten weder DALLAIRE und RUCKEBUSCH (1974) noch HASSENBERG (1971) einen festen Rhythmus im Ruheverhalten feststellen.

In den Beobachtungen anderer Autoren ließ sich hingegen ein fester Rhythmus erkennen. So legten bei HEINTZELMANN-GRÖNGRÖFT (1984) die Pferde zu jeder Jahreszeit jeweils am Vormittag und nach der Mittagszeit eine Ruhepause ein. Auch New-Forest Ponies ruhten tagsüber meist zwischen 9:00 Uhr morgens und 14:00 Uhr am Nachmittag (TYLER, 1972). IHLE (1984) stellte ebenfalls Hauptruhephasen im Tagesverlauf und somit einen festen Rhythmus fest.

2.4.5 Endogene Einflüsse auf das Schlafverhalten

2.4.5.1 Lebensalter

SCHÄFER (1974) stellte in seinen Beobachtungen fest, dass Pferde in den ersten drei Lebensjahren noch wesentlich länger ruhen als adulte Tiere. Fohlen im Alter bis zu vier Monaten liegen sogar fast die Hälfte des Tages, wobei sie die längste Zeit ihrer Ruhephasen in Seitenlage verbringen (SCHÄFER, 1974). Zwischen der Ruhedauer im Liegen und dem Alter der Pferde stellte FADER (2002) sowohl für die Bauch- als auch die Seitenlage eine negative Korrelation fest. Mit zunehmendem Alter verbrachten die Pferde weniger Zeit im Liegen, während Ruhen im Stehen keinem Alterseinfluss unterlag (FADER, 2002).

Ausgewachsene Pferde verbringen nur noch ungefähr ein bis zwei Stunden nachts im Tiefschlaf (FADER, 2002). Auch SCHÄFER (1974) gibt die Liegedauer von jungen Pferden als deutlich länger an als die adulter Tiere.

DALLAIRE und RUCKEBUSCH (1974) schreiben für die unterschiedliche Zeit, die die einzelnen Tiere in Sternal- und Seitenlage verbringen, dem Alter und individuellen Temperament eine bedeutende Rolle zu.

FADER (2002) zeigte auf, dass auch die Länge der Ruhephasen bei Hauspferden mit zunehmendem Alter signifikant sank und ZEEB (1998) stellte fest, dass Pferde, die älter als drei Jahre waren, wesentlich kürzer ruhten als jüngere Tiere. Insgesamt reduziert sich der Schlafbedarf vom Fohlen bis zum ausgewachsenen Pferd erheblich. So dösen adulte Tiere in der Regel im Stehen; der Schlaf in Seitenlage nimmt nur noch einen sehr geringen Teil der Ruhezeit in Anspruch (ZEITLER-FEICHT, 2008).

2.4.5.2 Soziale Stellung in der Herde

RUCKEBUSCH (1975) erkannte bei Ponys eine deutliche Beeinflussung des Ruheverhaltens durch soziale Einflüsse. Hier bestimmte das ranghöchste Tier den Zeitpunkt des Niederlegens der Herde, indem sich 10- 30 Minuten nach dessen Ablegen zu 72 % bzw. 62 % auch die anderen Ponys niederlegten. In 15 % der Fälle konnte das gleichzeitige Ablegen aller Tiere innerhalb von fünf Minuten beobachtet werden, auch das Aufstehen war in der Regel synchronisiert.

Weiterhin stellte FADER (2002) fest, dass eine positive Korrelation zwischen Ranghöhe der Pferde und der mit Dösen verbrachten Zeit besteht. Auch die Liegedauer ist abhängig vom sozialen Rang, so liegen ranghohe Pferde länger als rangniedere. Das gilt sowohl für die Bauch- als auch für die Seitenlage und damit für die gesamte Liegedauer.

Weiterhin zeigte sie einen Zusammenhang zwischen Anzahl der gestörten und ungestörten Liegephasen und dem sozialen Rang auf. Je höher der Rang, desto seltener wurden die Pferde beim liegenden Ruhen gestört bzw. desto häufiger konnten sie ungestört liegen (FADER, 2002). Ranghohe Pferde beanspruchen außerdem die besten Schlafplätze (HEINTZELMANN-GRÖNGRÖFT, 1984).

2.4.5.3 Sicherheitsgefühl

Pferde legen sich als typische Fluchttiere nur dann ab, wenn sie sich sicher fühlen (IHLE, 1984). In freier Wildbahn liegen niemals alle Tiere gleichzeitig, immer stehen einige dösend, aber jederzeit reaktionsbereit neben den liegenden Gruppenmitgliedern. Dadurch wird die für Fluchttiere so wichtige Alarmbereitschaft erhalten und die liegenden Pferde können in Ruhe regenerieren (ZEITLER-FEICHT, 2008).

Gewöhnlich bleiben ein oder mehrere Tiere als "Wachposten" stehen (FRASER, 1974; SCHÄFER, 1974). FEIST und MC CULLOUGH (1976) bestätigen diese Aussage anhand von Beobachtungen an einer Mustangherde. Auch hier legten sich nie alle Pferde zur gleichen Zeit nieder.

FADER (2002) konnte beobachten, wie sich einzelne Pferde offenbar aufgrund des fehlenden Sicherheitsgefühls tagelang überhaupt nicht ablegen. Generell schlafen herbivore Tiere im Vergleich zu Carnivoren und Omnivoren am kürzesten. Weiterhin korrelieren die Schlafzeiten negativ mit der Körpermasse der Herbivoren, d.h. je schwerer der Pflanzenfresser, desto kürzer die Zeit, die schlafend verbracht wird (SIEGEL, 2005).

2.4.5.4 Geschlecht

KOWNACKI et al. (1978) stellte bei polnischen Primitivpferden einen geschlechtsabhängigen Unterschied in den Liegezeiten fest. Stuten lagen 3,6 % pro Tag, Hengste dagegen nur 2,4 %.

2.4.6 Exogene Einflüsse auf das Schlafverhalten

2.4.6.1 Wetter, Klima und Witterung

Den Einfluss der Witterung auf das Ruheverhalten von Pferden heben mehrere Autoren hervor. Vor allem die Art und die Dauer des Ruhens werden durch Witterung und Jahreszeit beeinflusst. Pferde richten sich hinsichtlich der Ruhezeiten und der Wahl von Ruheplätzen stark nach klimatischen Gegebenheiten (IHLE, 1984).

Laut BOYD et al. (1988) sparen Przewalskipferde an heißen Tagen im Sommer Energie, indem sie dösen, bis es kühler wird. Die Nahrungsaufnahme beschränkt sich dann auf die Nachtphase des Tages. SCHÄFER (1974) und JAWOROWSKA (1976) beobachteten, dass sommerliche Hitze und starke Insektenbelastung die Ruhezeiten tagsüber wesentlich verändern.

So werden dann Mittagsstunden für längere Ruhepausen genutzt, wobei das Meiden der Insekten eine größere Rolle spielt als der Schutz vor hohen Temperaturen (ZEITLER-FEICHT, 2008). Wenn möglich suchen die Pferde in dieser Zeit vor allem exponierte, windige Stellen von Hügeln oder Bergseiten auf. Andere bevorzugen es, im Schatten unter einzelnen Bäumen oder im Wald zu ruhen (IHLE, 1984; JAWOROWSKA, 1976).

Auch KLIMOV (1988) erkannte ein Meiden der Hitze vor allem in der heißesten Zeit des Sommers. Umgekehrt bevorzugen Pferde bei Regen, Kälte und nassem Untergrund im Stehen zu dösen (TYLER, 1972; BOGNER und GRAUVOGL, 1984).

Araberpferde in ganzjähriger Weidehaltung zeigten in den Wintermonaten eine wesentlich geringere Tendenz sich zum Ruhen niederzulegen als in den Frühjahrs- und Sommermonaten (KUHNE, 2003). IHLE untersuchte 1984 den Klimaeinfluss auf das Ruheverhalten und stellte eine starke Beeinflussung durch Temperatur und Luftdruck fest.

Eine zunehmende Zahl an Ausruhperioden stellte sich erst ab Temperaturen von 23 °C ein, bis dahin sank die Dauer des Ruheverhaltens mit steigender Temperatur. Die Luftfeuchtigkeit hatte erst ab 60 % einen positiven Einfluss auf die Intensität des Ausruhverhaltens.

2.4.6.2 Verfügbarkeit und Qualität von Nahrung

Nicht zuletzt wird Ruheverhalten zu einem großen Maße von der Verfügbarkeit an Nahrung beeinflusst, wobei ausreichendes Futterangebot die Ruhezeiten verlängert (BOGNER und GRAUVOGL, 1984). Mangelndes Nahrungsangebot kann hingegen zur nahezu vollständigen Reduktion der Ruhephasen einer Herde führen (HECHLER, 1971). Sogar bei hochtragenden und laktierenden Welsh Ponies veränderte sich die Dauer der Ruhezeit zu Gunsten der Fresszeit (CROWELL-DAVIES, 1994; HOUPT, 1985). Dagegen verbrachten Camargue-Pferde im Frühjahr bei guter Futterqualität mit hohem Eiweißanteil mehr Zeit im Liegen (DUNCAN, 1985). Bei freilebenden Pferden richtet sich das Ruheverhalten vor allem nach dem Nahrungsangebot. Ist es reichhaltig, steht mehr Zeit für Ruhen und andere Aktivitäten zur Verfügung. Bei kargem Futteraufwuchs wird hingegen die Ruhezeit auf das absolut notwendige Maß verkürzt (ZEITLER-FEICHT, 2008).

2.4.6.3 Verfügbarkeit geeigneter Ruheplätze

Für kurzzeitige Ruhephasen, die jedes Einzeltier im Laufe des Tages individuell einlegt, erfolgt keine besondere Platzwahl (BOGNER und GRAUVOGL, 1984). Für längere Ruhephasen werden die Liegeplätze aufgesucht, zu denen dann alle Pferde gemeinsam gehen (ZEITLER-FEICHT, 2008).

Ebenso wie eine Reihe anderer Verhaltenselemente findet Schlaf an bestimmten Plätzen innerhalb des Territoriums einer Tierart statt (HEDIGER, 1969).

Frei lebende Equiden haben bevorzugte Liegeplätze, an die sie gewisse Ansprüche stellen. Der optimale Liegeplatz sollte weich, trocken und übersichtlich sein. Wildequiden bevorzugen die Kurzgrassteppe (HEINTZELMANN-GRÖNGRÖFT, 1984). Bei Regenwetter und nassem Boden legen sich Pferde nur ungern ab, stattdessen ruhen sie dösend im Stehen (ZEITLER-FEICHT, 2008). Auch ZEEB (1998) führt an, dass nasse Stellen von den Pferden nach Möglichkeit gemieden werden.

Ruheplätze müssen auch dem Sicherheitsbedürfnis des Fluchttieres Pferd genügen, d.h. eine gute Übersicht bieten sowie genügend Witterung erlauben. Offene, kurz abgefressene Weideflächen mit guter Sicht und Witterung nach allen Seiten und der Möglichkeit zur Flucht werden auch aus diesem Grund gegenüber geschützten und abgeschirmten Bereichen bevorzugt (PIRKELMANN, 1991). Die von VAN DIERENDONCK (1996) beobachteten Przewalskipferde hatten die starke Präferenz am höchsten Punkt im Gehege zu ruhen, sie suchten regelmäßig feste Ruheplätze auf. Bei Dülmener Wildpferden dagegen konnte ZEEB (1958) kein Aufsuchen bestimmter Schlafplätze feststellen.

2.5 Stress

2.5.1 Definition

Stress definieren zu wollen ist sicherlich keine einfache Aufgabe. REEDER (2005) bezeichnet Stress als problematischen Begriff in der Biologie, der übermäßig oft benutzt wird, schlecht definiert ist und generell als etwas Unerwünschtes angesehen wird. Als physiologischer Mechanismus ist Stress jedoch nicht zwingend etwas Negatives (MOBERG, 2000). Auch Situationen wie Balz, Paarung und Jagd bedeuten "Stress" (MÖSTL und PALME, 2002). SAPOLSKY (1992) beschreibt Stress als eine Kaskade der neurologischen, hormonellen und immunologischen Antwort auf eine sich verändernde Umwelt.

Die Höhe der Stressbelastung zu messen bedeutet, den Grad der Anpassung des Tieres an seine Umwelt festzustellen (STOTT, 1981). DIETZ und HUSKAMP (1999) definieren Stress als Summe nicht spezifischer biologischer Phänomene, die durch äußere widrige Einflüsse ausgelöst werden. Ihrer Ansicht nach entstehen Stresssituationen durch abnorme oder extreme Reaktionen im psychischen oder/ und physischen Bereich zur Anpassung oder Neutralisation dieser widrigen Einflüsse.

So verfügen zahlreiche Umweltfaktoren über die grundsätzliche Möglichkeit, Stress bei Tieren, nicht nur in Gefangenschaft, auszulösen. Hierzu zählen zum Beispiel ungünstige Umgebungstemperaturen und Haltungsbedingungen, ein geringes Futterangebot, zu hohe Tierdichte sowie ein unzureichendes Platzangebot (FRASER, 1974).

2.5.2 Stresshormone

Stresshormone sind biochemische Botenstoffe, die bei besonderen Belastungen eine Anpassungsreaktion im Körper in Gang setzen. Ihre eigentliche Funktion ist das Freisetzen von Energiereserven als Vorbereitung auf ein bevorstehendes Ereignis.

Catecholamine, wie Noradrenalin und Adrenalin sollen den Körper bei hohen Belastungen unterstützen. Ihre Halbwertszeit ist mit wenigen Sekunden bis Minuten sehr kurz, im Gegensatz zu den wesentlich träger reagierenden Glukokortikoiden.

Die am meisten relevanten Vertreter im Stressgeschehen sind die Glukokortikoide Cortisol und Corticosteron. Beide werden in einem tierartlich und individuell unterschiedlichen Verhältnis ins Blut sezerniert. Sie nehmen verschiedene Funktionen innerhalb des Körpers wahr. So dominiert beispielsweise Corticosteron im Gehirn auch dann, wenn Cortisol in der peripheren Zirkulation vorherrschend ist.

Bei Tieren, bei denen beide Hormone existieren, ändert sich das Verhältnis zwischen ihnen in verschiedenen Lebensabschnitten und natürlich infolge einer ACTH (Adrenocorticotropin) Stimulation (PALME et al., 2005).

Die Konzentration der Glukokortikoide und die ihrer Metaboliten ist in verschiedenen Körperflüssigkeiten und Exkreten, wie zum Beispiel Speichel, Milch, Urin und Kot messbar.

2.5.3 Physiologie des Cortisol-Stoffwechsels

Die Cortisolausschüttung beginnt mit der Freisetzung von Corticotropin-releasing Hormon (CRH) im Hypothalamus. CRH setzt nun seinerseits eine Kaskade in Gang.

In der Adenohypophyse (Hypophysenvorderlappen) wird ACTH ausgeschüttet. Kortisol wird schließlich aus der Nebenniere infolge der ACTH - Stimulation aus dem Hypophysenvorderlappen freigesetzt.

Cortisol hat im Stoffwechsel vor allem Effekte auf Kohlenhydrathaushalt, Fettstoffwechsel und Proteinumsatz (VON ENGELHARDT und BREVES, 2010).

Der Abbau der Glukokortikoide erfolgt primär in der Leber, wobei sie anschließend über die Niere in den Harn und über die Galle in den Kot ausgeschieden werden.

Durch bakterielle Enzyme werden die in der Leber entstandenen Verbindungen größtenteils dekonjugiert bzw. noch zusätzlich metabolisiert. Ein Teil der Steroide wird, wie in Abb. 1 gezeigt, aus dem Darm rückresorbiert, der übrige Anteil über den Kot ausgeschieden (MÖSTL et al., 2002).

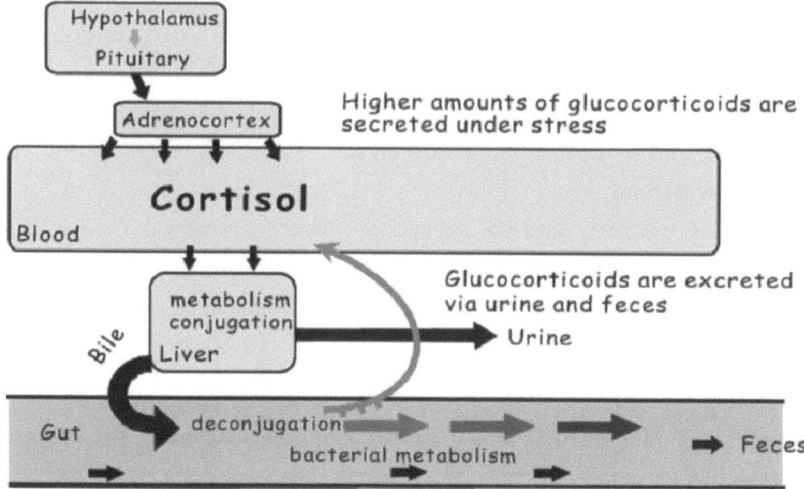

Abbildung 1: Glukokortikoidstoffwechsel, aus MÖSTL und PALME (2002)

Die Sekretion der Corticosteroide unterliegt einem stabilen circadianen Rhythmus. Stressoren wie physische und psychische Belastungen können jedoch zur vermehrten Ausschüttung von endogenen Corticosteroiden und damit letztendlich zur Störung dieses circadianen Sekretionsrhythmus führen (IRVINE und ALEXANDER, 1994; VON ENGELHARDT und BREVES, 2000).

Während kurzzeitigem Stress sorgen Glukokortikoide für eine verbesserte Fitness durch Mobilisation von Energie und Veränderungen im Verhalten. Chronischer Stress hingegen bewirkt ein Abfallen der individuellen Fitness (MÖSTL und PALME, 2002).

Neben den Glukokortikoiden zirkulieren die ebenfalls zu den Corticosteroiden zählenden und in der Nebenniere produzierten Mineralocorticoide und Androgene im Blut. Untersuchungen von HAFFNER et al. (2010) an domestizierten mongolischen Pferden ergaben folgende Anteile an Steroiden im Blut: Cortisol ist mit 98,70 % das vorherrschende Steroid, gefolgt von Aldosteron (0,37 %), Androstenedion (0,35 %), 17-OH-Progesteron (0,21 %), Estradiol (0,17 %), Progesteron (0,14 %), und Testosteron (0,06 %).

2.5.4 Endogene und exogene Einflussfaktoren auf die Cortisolproduktion und deren Freisetzung

SAPOLSKY (1992) berichtet, dass bei männlichen Pavianen ranghohe Tiere in einer stabilen Rangordnung gegenüber rangniederen Männchen weniger aggressiv waren. Der im Blut gemessene Cortisolwert war folglich gering. Bei extremen Instabilitäten in der Rangordnung änderte sich dieses Verhältnis, hier zeigten sich dann höhere Werte an zirkulierendem Cortisol bei den Ranghohen.

Auch MULLER und WRANGHAM (2004) stellten eine rangabhängige Glukokortikoid-Produktion fest. Sie kamen allerdings zu dem Ergebnis, dass eine hohe Rangposition bei Säugern in stabilen Rangordnungen mit erhöhter Glukokortikoid-Produktion verbunden sein kann. Da ein hoher Status normalerweise mit sozialer Kontrolle und Vorhersagbarkeit, den Schlüsselfaktoren für geringen psychologischen Stress, verbunden ist, wirkt diese These auf den ersten Blick nicht logisch. Eine mögliche Lösung des Problems stellt der erhöhte Energieaufwand dar, der mit einer hohen Rangposition einhergeht. Dies wiederum bedingt gesteigerten metabolischen Stress und führt somit zu einer erhöhten Glukokortikoidauschüttung (MULLER und WRANGHAM, 2004).

Veränderungen im Energiehaushalt können die Cortisolproduktion aber auch unabhängig von psychologischen Variablen beeinflussen (MULLER und WRANGHAM, 2004).

Auch umweltbedingte Einflussfaktoren, wie Futterentzug oder schlechte Futterqualität, nehmen Einfluss auf die Produktion von Cortisol.

So stieg bei Futterentzug das zirkulierende Cortisol sowohl bei Elefanten (FOLEY et al., 2001) als auch bei Großohrhirschen an (SALTZ und WHITE, 1991).

Nicht zuletzt nimmt die Nahrung, die ein Tier zu sich nimmt, einen Einfluss auf Cortisol- und Cortisolmetabolitenkonzentration im Kot. Die Art der Nahrung oder vielmehr das Fehlen einer hinreichenden Diät, z.B. aufgrund der jahreszeitlichen Gegebenheiten, kann einen stressenden Faktor für ein Tier darstellen. Unabhängig vom Stress kann aber auch eine ballaststoffreiche Diät eine gesteigerte Darmpassagezeit zur Folge haben, die möglicherweise darin resultiert, dass weniger Zeit für die Resorption von Glukokortikoiden vorhanden ist. Sogar die Diät selbst, insbesondere beim Carnivoren, kann Glukokortikoide enthalten (KEAY et al., 2006).

Des Weiteren werden deutliche Effekte von Geschlecht, Tageszeit und Jahreszeit diskutiert (TOUMA und PALME, 2005). So stellten beispielsweise TAILLON und CÔTÉ (2008) bei Weißwedelhirschen einen Abfall des fäkalen Glukokortikoidlevels im Winter fest. VILJOEN (2008) fand bei verschiedenen Altersklassen von Elefanten keine signifikanten Unterschiede der Glukokortikoid-Konzentrationen.

2.5.5 Stressmessung bei Wildtieren

Bei domestizierten Tieren gängige Methoden der Stressmessung wie Herzfrequenzmessungen (DIETZ und HUSKAMP, 1999), oder die Blutentnahme zur Messung von Glukokortikoiden oder Catecholaminen als den beiden Hauptgruppen der Stresshormone ist bei Wildpferden nur schwer realisierbar (MÖSTL und PALME, 2002).

Bei Wildtieren entfallen aus naheliegenden Gründen invasive sowie mit Handling der Tiere verbundene Methoden der Stressmessung. Eine nicht-invasive Methode, die ohne direkten Kontakt mit dem Tier durchführbar ist, stellt die Messung von Glukokortikoidmetaboliten im Kot dar.

2.5.6 Glukokortikoidmetaboliten (GCM) - Bestimmung im Kot

Die Konzentration der Glukokortikoide und die ihrer Metaboliten ist, neben der Messung im Blut, auch in verschiedenen Körperflüssigkeiten und Exkreten, wie zum Beispiel Speichel, Milch, Urin und Kot messbar (MÖSTL und PALME, 2002). Als Maß für physiologischen Stress wird diese Methode, vor allem im Umgang mit Wildtieren immer wichtiger.

Ihr entscheidender Vorteil ist die unkomplizierte Probengewinnung, die invasive Maßnahmen am Tier unnötig werden lässt. Das Tier wird in keiner Weise gestört und eine häufige Probenentnahme ist möglich (MÖSTL und PALME, 2002). Gemessen wird in den Kotproben nicht das Cortisol selbst, sondern vielmehr dessen Metaboliten. Diese entstehen durch die Umsetzung und den Abbau von Cortisol im Körper. Die Messung von Glukokortikoidmetaboliten im Kot eignet sich ebenso wie die Messung von Cortisol im Blut zur Beurteilung von Stress und Belastungssituationen. Dabei ist eine Verfälschung der Ergebnisse durch den während der Probenentnahme entstehenden Stress nicht möglich (MERL et al. 2000; MONFORT et al., 1998; PALME et al., 1999; PALME und MÖSTL, 1997).

Tab. 2 gibt einen Überblick über bei Hauspferden in verschiedenen Situationen gemessenen GCM- Werte.

Tabelle 2: Glukokortikoidmetaboliten-Werte bei Hauspferden in der Literatur

Höhe GCM im Kot min/max		Autor	Situation in der GCM gemessen wurde
vor /	nach Einwirkung Stressor		
3,8 ng/g	779 ng/g	BERGHOLD et al. (2007)	Stuten in Besamungsstation
41,6 ng/g	297 ng/g	DAMBERGER (2009)	Fiakerpferde
1,3 ng/g	20,1 ng/g	GORGASSER et al. (2007)	Einreiten
14 nmol/kg	146 nmol/kg	JAKUBOWSKA et al. (2010)	Trabrenntraining
10,5 nmol/kg	50 nmol/kg	MERL et al. (2000)	vor und nach Operation
2,78 nmol/kg	160 nmol/kg	NIEDERHÖFER (2009)	Vergleich versch. Haltungsformen
55 ng/g	161 ng/g	SCHMIDT et al. (2010)	Transportstress

Ob die GCM-Werte im Kot durch periodische Schwankungen der Cortisolausschüttung beeinflusst werden und so der Zeitpunkt der Probennahme eine Rolle spielt, ist vermutlich speziesabhängig und bisher nicht ausreichend geklärt. MONFORT et al. (1998) sowie PALME et al. (1999) vertreten die Meinung, dass die physiologische episodische Cortisolausschüttung keinen Einfluss auf die Werte der Metaboliten im Kot nimmt. Auch TOUMA und PALME (2005) sehen dies als bei großen „hindgut Fermentern" wie Pferden als eher zu vernachlässigend an.

Eine abweichende Meinung vertreten KEAY et al. (2006) die bei Affen einen signifikanten Anstieg der GCM zum Nachmittag hin festgestellt haben. Sie weisen darauf hin, dass zumindest die Tatsache, dass Tagesschwankungen auftreten können, bei einer Messung Berücksichtigung finden sollte.

Neben dem Einfluss der Tageszeit werden Auswirkungen von Geschlecht und Jahreszeit, nicht nur bei Wildpferden, diskutiert (TOUMA und PALME, 2005). MILLSPAUGH und WASHBURN (2004) beschreiben jahreszeitenabhängige Schwankungen bei Wildtieren je nach Verfügbarkeit und Nährwert der Nahrungsressourcen.

So konnte bei Weißwedelhirschen ein Abfall des fäkalen Glukokortikoidlevels im Winter festgestellt werden (TAILLON und CÔTÉ, 2008). Zudem nehmen umweltbedingte Faktoren, wie Futterentzug oder schlechte Futterqualität, Einfluss auf die Produktion von Cortisol. Bei Futterentzug stieg das zirkulierende Cortisol sowohl bei Elefanten (FOLEY et al., 2001), als auch bei Großohrhirschen an (SALTZ und WHITE, 1991).

Einen weiteren Einflussfaktor, der bei der Messung von GCM im Kot berücksichtigt werden muss und bei naturnah gehaltenen Pferden ebenfalls jahreszeitenabhängig ist, stellt die Darmpassagezeit dar. Sie beschreibt den Zeitraum zwischen der Sekretion von Cortisolmetaboliten über die Galle in den Darm bis zum entsprechenden Kotabsatz, so dass die im Kot gemessene Konzentration einen Parameter für die Cortisolproduktion vor dieser Zeit darstellt (MERL et al., 2000). Sie ist zudem speziesabhängig (PALME et al., 1996).

Bei Ponies wurde das Maximum der Ausscheidung von Cortisolmetaboliten mit dem Kot nach 24 h gemessen (MÖSTL und PALME, 2002), PALME et al. (1996) sowie MERL et al. (2000) sprechen bei Hauspferden von 26 h Darmpassagezeit. Die Darmpassagezeit naturnah gehaltener Przewalskipferde variiert im Jahresverlauf und ist während des Winters länger, mitbedingt durch einen erhöhten Rohfasergehalt der Nahrung. Im Mittel stellten KUNTZ et al. (2006) einen Wert von 21,6 h ± 0,32 h fest.

Ein Faktor, der womöglich die GCM- Metabolitenausscheidung ebenfalls beeinflusst und daher zumindest mitbedacht werden muss, ist der Reproduktionsstatus des zu untersuchenden Tieres.

KEAY et al. (2006) sind der Ansicht, dass sich der Reproduktionsstatus eines Tieres, durch Auswirkungen auf den Stresslevel, im Cortisolspiegel im Kot widerspiegeln kann. Sie beziehen sich hierbei allerdings auf in gemischtgeschlechtlichen Gruppen gehaltene Kapuzineraffen sowie Rotgesichtmakaken.

Auch Testosteron wird von Hengsten mit dem Kot ausgeschieden, allerdings in wesentlich geringeren Mengen als GCM. So stellten KHALIL et al. (2009) bei Wildpferden Testosteron-Konzentrationen zwischen 1.69 ng/g ± 0.07 ng/g und 2.87 ng/g ± 0.18 ng/g fest. PALME et al. (1996) stellten auch bei Testosteron einen Peak im Kot nach ca. einem Tag (22,2 h) fest, allerdings wird Testosteron zum größten Teil von 82 % unkonjugiert mit den Fäzes ausgeschieden.

Untersuchungen von HUBER et al. (2003) zeigten, dass Metaboliten von Androgenen im Kot von Rothirschen nicht mit den Glukokortikoidmetaboliten interferierten. HUBER et al. (2003) verwendeten für ihre Messungen den Enzym-Immunoassay nach MÖSTL et al. (2002), der auch für Messungen an Pferden verwendet wird.

BALFANZ (2005) beschrieb bei Rothirschen ebenfalls rangabhängige Beeinflussungen der GCM-Ausscheidung. Hier konnten zu jeder Jahreszeit bei den ranghöchsten Tieren die geringsten GCM-Werte gemessen werden. Dies führte er darauf zurück, dass der Rang eines Tieres den entscheidenden Faktor für die Stressbelastung durch soziale Beziehungen mit positiver Auswirkung für ranghohe Tiere darstellt.

Das Gegenteil bewiesen SANDS und CREEL (2004) bei Wölfen und MULLER und WRANGHAM (2004) bei Schimpansen (*P. t. schweinfurthii*). Deren Glukokortikoidlevel im Kot war bei ranghöheren signifikant höher als bei untergeordneten Tieren.

3 TIERE, MATERIAL UND METHODEN

3.1 Allgemeines

3.1.1 Zielsetzung

Über den Zeitraum eines Jahres wurde eine Junggesellenherde von Przewalskipferden in regelmäßigen Zeitabständen beobachtet, wobei besonderes Augenmerk auf das Ruheverhalten der Hengste im Jahres- und Tagesverlauf gelegt wurde.

Hierfür wurde im Hinblick auf die Nutzung des Geländes durch die Pferde dokumentiert, in welchen Gehegeanteilen die Pferde sich längere Zeit aufhielten bzw. wo sie ruhten. Die Abhängigkeit von Tages- bzw. Jahreszeit war ebenso von Interesse wie Länge und Häufigkeit der einzelnen Ruhephasen. Auch gemeinsames Ruhen in der Herde wurde neben dem Ruhen einzelner Tiere aufgezeichnet. Inwieweit hierbei Wetter und Witterung auf das Ruheverhalten einwirkten, sollte ebenso untersucht werden.

Ein zweiter Schwerpunkt wurde neben dem Schlafverhalten auf das Thema Stress und Rangordnung gelegt. Hierzu wurden agonistische sowie freundliche Interaktionen der Hengste erfasst. Nach Möglichkeit wurde, pro Beobachtungseinheit und Pferd eine Kotprobe genommen, mit dem Ziel, aus den darin vorhandenen Cortisolmetaboliten die jeweilige Stressbelastung beurteilen zu können.

3.1.2 Versuchszeitraum

Die Studie wurde über den Zeitraum eines Jahres von Juli 2009 bis Juni 2010 im Naturschutzgebiet Tennenloher Forst durchgeführt.

Insgesamt wurden die Pferde über ca. 300 Stunden beobachtet. Diese setzten sich zusammen aus 252,25 h Herdenbeobachtung, 43,32 h Fokustierbeobachtung sowie einiger Stunden Beobachtung während der Nacht im Rahmen des Vorversuches.

Der kürzeste Beobachtungstag lag bei 8,18 h im Dezember, der längste im Juni bei 16,05 h (Tab. 3).

Diese Zeiten errechnen sich jeweils aus der Zeit von Sonnenaufgang bis Sonnenuntergang der einzelnen Beobachtungstage (www.sonnenaufgang-sonnenuntergang.de, 15.06.2010). Die Nachtstunden des Vorversuches flossen in die Auswertung letztlich nicht mit ein. Aus den Ergebnissen der Fokustierbeobachtung im August und September wurden lediglich die Werte über die Nutzung des Geländes sowie die der Cortisolmetaboliten genutzt und für die vorliegende Untersuchung verwendet. Die Beobachtungszeiten der Fokustierbeobachtung wurden hingegen nicht in die Auswertung mit aufgenommen.

Tabelle 3: Tägliche Beobachtungszeiten bzw. Sonnenstunden

2009/2010	Juli	Aug.	Sept.	Okt.	Nov.	Dez.	Jan.	Feb.	März	April	Mai	Juni
Aufgang	05:23	05:58	06:49	07:31	07:40	08:05	08:09	07:23	06:07	06:09	05:28	05:11
Untergang	21:18	20:42	19:31	18:31	16:23	16:16	16:31	17:35	18:35	20:18	20:53	21:14
Stunden	15,92	14,72	12,68	10,98	8,72	8,18	8,35	10,20	12,45	14,13	15,40	16,05

Die zwölf Monate wurden in vier Jahreszeiten zusammengefasst, wobei sich diese folgendermaßen definierten:

Frühling: 1. März – 31. Mai
Sommer: 1. Juni – 31. August
Herbst: 1. September – 30. November
Winter: 1. Dezember – 28. Februar

Pro Monat wurden jeweils zwei gesamte Tage von Sonnenaufgang bis Sonnenuntergang beobachtet und der so entstandene Beobachtungszeitraum nochmals in vier Beobachtungseinheiten (Vormittag, Mittag, Nachmittag, Abend) unterteilt. Vor allem im Sommer wurden diese vier Beobachtungseinheiten auf mehrere Tage verteilt um trotz der langen Tage eine aussagekräftige Beobachtung gewährleisten zu können.

3.1.3 Vorversuch

Im Rahmen eines Vorversuchs wurden die Tennenloher Hengste im Juli 2009 vier Tage lang beobachtet, hierbei entfielen zwei Tage auf die Beobachtung der gesamten Herde und zwei Tage auf die Beobachtung ausgewählter Fokustiere. Diese Fokustiere setzten sich zusammen aus dem ranghöchsten und dem rangniedrigsten Tier, sowie einem in der Mitte der Rangordnung stehenden Pferd. Mittels Fokustierbeobachtung sollten detailliertere Ergebnisse, vor allem in Bezug auf Schlafverhalten und Interaktionen, aufgezeichnet werden.

Es stellte sich heraus, dass ein paralleles Beobachten von sieben Tieren gut durchzuführen ist und durch die Fokustierbeobachtung keine genaueren Ergebnisse erzielt werden konnten. Aus diesem Grund wurde die Fokustierbeobachtung in den folgenden Monaten zugunsten der Herdenbeobachtung eingestellt.

Die Erstellung eines 24-Stunden-Profils der Pferde, wie ursprünglich geplant, war leider nicht durchführbar, da es auch nach mehrtägiger Gewöhnung der Pferde nicht möglich war, bei Dunkelheit nahe genug an diese heranzukommen, um die Tiere individuell unterscheiden zu können. Sobald ein Mensch nach Dämmerung das Gehege betrat, wurden die Tiere unruhig und versuchten unermüdlich, den Abstand zu vergrößern. Daher beschränkte sich die Beobachtung in der eigentlichen Studie auf die Tageslichtstunden zwischen Sonnenauf- und Sonnenuntergang.

3.2 Pferde und Gelände

3.2.1 Pferde

Zu Versuchsbeginn wurden in Tennenlohe zehn Przewalskihengste (Abb. 2) des Tiergartens Nürnberg und des Tierparks München Hellabrunn als Landschaftspfleger gehalten.

Zu dieser Zeit waren die Hengste zwischen 1,5 und 6 Jahren alt (Tab. 4). Die letzten beiden Neuzugänge, die in die Beobachtungen einbezogen wurden - die Pferde „Galwan" und „Galsar" - waren am 29.06.2009 gemeinsam nach Tennenlohe gekommen.

Ende Mai 2010 kamen aus dem Tierpark München - Hellabrunn die beiden Jährlinge „Jedi" und „Joda". Diese haben sich zwar während der letzten Beobachtungsreihe der

Herde angeschlossen, beeinflussten diese aber nicht und wurden daher nicht extra angeführt.

Die Pferde waren bis auf die täglichen Kontrollen durch die Gebietsbetreuerin sich selbst überlassen. Zugefüttert wurde nur im Winter, wobei vor allem jene Tiere eine Zufütterung benötigten, die ihren ersten Winter im Gehege verbrachten. Die tiermedizinische Betreuung erfolgte durch die jeweiligen Zootierärzte.

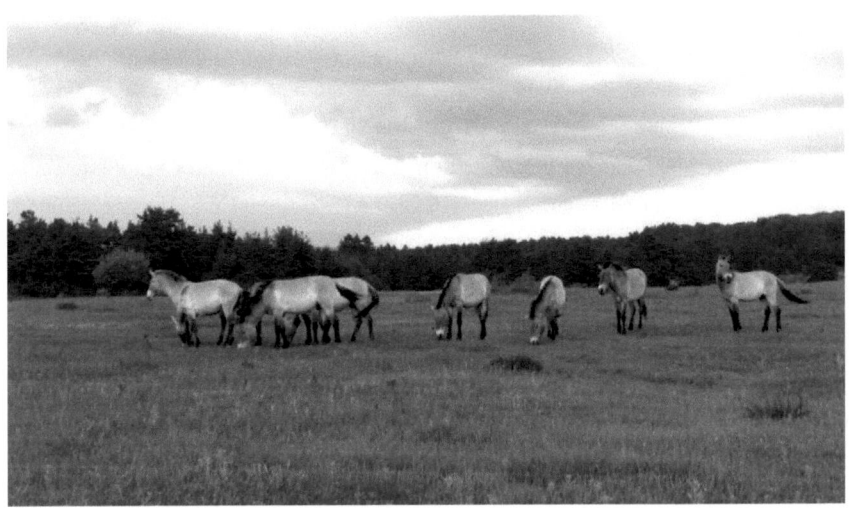

Abbildung 2: Przewalskipferde im Tennenloher Forst

Tabelle 4: Daten der Tennenloher Przewalskihengste

Pferd	Herkunft	Geburtsdatum	Mutter	Vater	in Tennenlohe seit
* Pferde der 7er Gruppe					
Dimitri *	TP Hellabrunn	10.06.03	Siola	Heran	30.03.05
Salu +	TG Nürnberg	07.05.05	Sida	Sipeng	06.09.06
Santos *	TG Nürnberg	12.05.05	Scharei	Sipeng	06.09.06
Fajacho	TP Hellabrunn	22.05.05	Bochaja	Heran	02.05.07
Aytan *	TG Nürnberg	06.06.06	Abadija	Sipeng	04.09.07
Gizmo	TP Hellabrunn	24.03.06	Siola	Heran	20.04.08
Branai *	TG Nürnberg	14.11.07	Barbarina	Gino	20.05.09
Sitko *	TG Nürnberg	15.09.07	Sida	Gino	02.06.09
Galsar *	TP Hellabrunn (geb. Bayerischer Wald)	12.08.06	Calgary	Borodin	29.06.09
Galwan *	TP Hellabrunn (geb. Beigarten)	20.11.06	Sibebschka	Barbar	29.06.09

(+ euthanasiert kurz 11.2009)

Da sich bereits im Vorversuch die Aufspaltung der Herde in eine 3er und eine 7er Gruppe herauskristallisierte, wurde beschlossen, sich für den Versuch auf die Gruppe mit 7 Tieren, von Leithengst „Dimitri" angeführt, zu konzentrieren und die übrigen Tiere nur bei Interaktionen mit dieser Herde in die Beobachtung einzubeziehen.

Am 19.11.2009 musste der Hengst „Salu", ein Hengst aus der 3er Gruppe, aufgrund seiner Aggressivität gegenüber Menschen euthanasiert werden. Die beiden verbliebenen Hengste schlossen sich nicht der großen Gruppe an, sondern hielten sich nun meist zu zweit auf.

3.2.2 Gelände und Nutzung durch die Pferde

Das Naturschutzgebiet Tennenloher Forst bietet Lebensraum für zahlreiche, zum Teil stark bedrohte Tier- und Pflanzenarten. Es handelt sich um eines der größten Naturschutzgebiete Bayerns, das neben trockenem Sandmagerrasen, Heiden und Kiefernwäldern auch feuchte Moorbereiche einschließt (www.wildpferde-tennenlohe.de, 12.07.10). Das weitläufige Gelände (Abb. 3) wurde nach dem jeweiligen Bewuchs unterteilt in „Offenfläche", „Heidefläche", „Waldrand" und „Wald".

Die Bewuchsformen sind in die Karte Abb. 4 eingezeichnet. Die eigentliche Aufgabe der Wildpferde in dem etwa 50 ha großen Gehege ist es, ökologisch wertvolle Flächen wie Sandmagerrasen und Heiden offen zu halten, damit diese als Lebensraum für die dort ansässige seltene Tier- und Pflanzenwelt erhalten bleiben können.

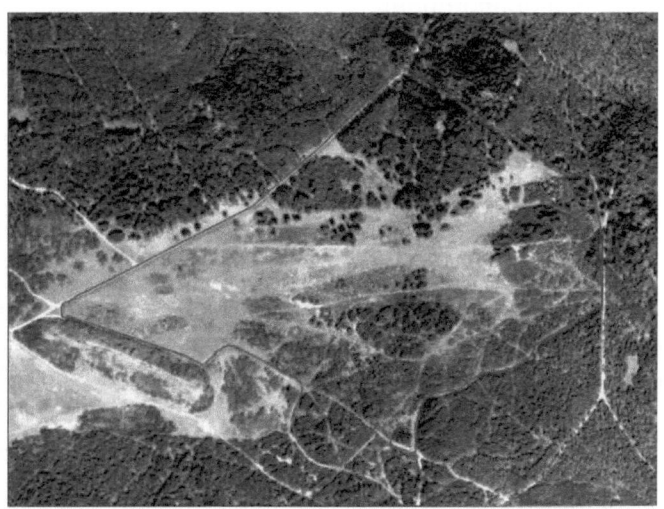

Abbildung 3: Abbildung 3: Karte des Geheges in Tennenlohe

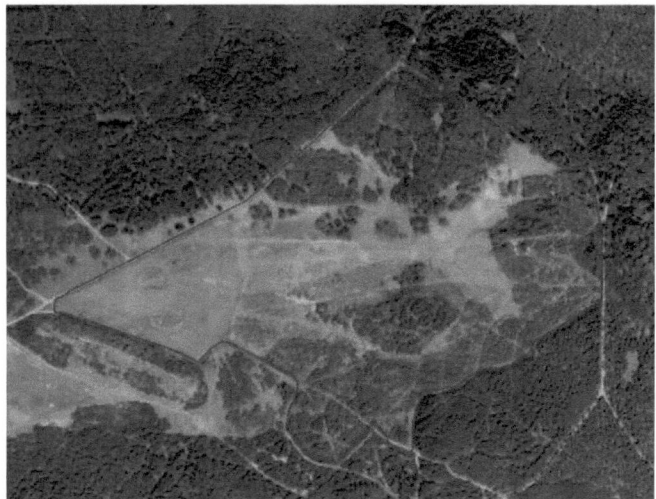

Abbildung 4: Karte des Geheges in Tennenlohe mit eingezeichneten Bewuchsformen:

Heide — — — Offenfläche   ▬ ▬ ▬ Wald   ▬▬▬ Waldrand

3.3 Verhaltensbeobachtungen

Zu den Beobachtungszeiten wurden die Pferde im Abstand von ca. 5 – 10 m zur Herde zu Fuß verfolgt, die einzelnen Verhaltensweisen konnten direkt protokolliert werden.

Für die Durchführung der Verhaltensbeobachtung wurden zwei unterschiedliche Aufzeichnungsmethoden ausgewählt.

Diese waren zum einen das „scan sampling" sowie das „ad libitum sampling". Beim „scan sampling" wird zu festgelegten Zeitpunkten eine Momentaufnahme vom Verhalten des Tieres aufgezeichnet. Für das „ad libitum sampling" wird ein Individuum über einen bestimmten Zeitraum beobachtet und alles in diesem Zeitrahmen relevant erscheinende notiert (MARTIN und BATESON, 1986).

Für das Schlafverhalten sowie für agonistische und freundliche Interaktionen und das Komfortverhalten wurde die „ad libitum sampling" Methode verwendet. Mit der „scan-sampling" Methode wurden alle 5 Minuten für diese Arbeit zusätzlich interessante Verhaltensweisen wie Fortbewegung, Nahrungsaufnahme etc. aufgezeichnet.

3.3.1 Versuchsaufbau und Versuchsablauf

Nach dem Vorversuch im Juli 2009 wurde mit den eigentlichen Beobachtungen im August 2009 begonnen. In den ersten beiden Versuchsmonaten August und September wurde jeweils ein Tag die Herde und ein Tag die Fokustiere beobachtet.

In jeder Beobachtungseinheit wurden verschiedene Verhaltensweisen mittels „scan sampling" und „ad libitum sampling" festgehalten. Diese Verhaltensweisen waren im Einzelnen für das „scan sampling" Fress- und Trinkverhalten, Fortbewegung und Salzaufnahme. Mittels „ad libitum sampling" wurden agonistische und freundliche Interaktionen, Komfortverhalten sowie das Ruheverhalten (mit Beginn und Ende jeder Ruhephase sowie den jeweiligen Schlafpositionen und Ruhepartnern) detailgenau aufgezeichnet. Weiterhin wurden der Aufenthaltsort im Gelände sowie die das Verhalten beeinflussenden Faktoren „Mückenbelastung" und „aktuelle Witterung" dokumentiert.

3.3.2 Soziale Organisation und Rangordnung in der Herde

Um Aussagen über die sozialen Beziehungen der Pferde untereinander treffen zu können, war es zunächst nötig die Pferde im Rang einzuordnen. Da die Stellung in der Herde nicht durchgehend konstant war, wurden jeden Monat alle gezeigten agonistischen Interaktionen erfasst. So war es möglich, Änderungen in der Rangordnung zu beurteilen. Neben der eigentlichen Erfassung der Rangordnung stellte sich vor allem die Frage, ob sich aus der sozialen Stellung innerhalb der Herde Beeinträchtigungen bzw. signifikante Unterschiede im Schlaf-, Fress- oder Sozialverhalten und im Stresslevel erkennen lassen können.

3.3.3 Agonistische Interaktionen

Zu den agonistischen Verhaltensweisen werden je nach Autor und Publikation mehr oder weniger Verhaltensweisen gezählt. Die im Folgenden näher aufgeführten Verhaltensweisen wurden während der Beobachtungen von den Przewalskipferden gezeigt und flossen in die Auswertung der Rangordnung mit ein.

Agonistische Interaktionen wurden nur dann als Interaktion gewertet, wenn ein klarer Sieger aus ihnen hervorging. Waren mehr als zwei Pferde an einer Interaktion beteiligt, wurde diese ebenfalls nicht gewertet.

- **Interaktionen ohne Körperkontakt:**

Schlagdrohen: Das Gesicht zeigt Drohmimik, die Ohren sind angelegt und die Hinterhand des Angreifers richtet sich mit eingekniffenem oder frequent schlagendem Schweif gegen den Bedrohten. Ein oder beide Hinterbeine können angehoben und ohne Streckphase wieder abgestellt werden. Schlagdrohen erfolgt auch durch rückwärts oder seitwärts Treten mit Drohmimik. Vom Schlagen unterscheidet es sich in der fehlenden Absicht, den anderen Hengst zu treffen. Im Normalfall werden die Hinterbeine nur wenig vom Boden abgehoben. Eventuell dreht sich der Hengst um und geht rückwärts auf sein Ziel zu. Dies kann begleitet sein von grellem Quietschen (FEH, 1988; ELLARD und CROWELL-DAVIS 1989; MC DONNELL und HAVILAND, 1995; LEHMANN, 2000; ZEITLER-FEICHT, 2008).

Drohschwingen: Mit Drohmimik und geschlossenem Maul schwingt das Pferd seinen Kopf in Richtung des nahe stehenden Bedrohten, ohne sich vom Platz zu bewegen. Der Kopf ist gesenkt, die Ohren angelegt, der Hals wird gespannt nach dem Zielhengst ausgestreckt; oft sind die Lippen gebleckt (MONTGOMERY, 1957; FEH, 1988; ELLARD und CROWELL-DAVIS, 1989; MC DONNELL und HAVILAND, 1995; ZEITLER-FEICHT, 2008).

Angehen: Angehen erfolgt aus 3 – 30 m Entfernung in allen Gangarten; mit Drohmimik bewegt sich der Angreifer auf das andere Tier zu, der Kopf ist nach vorne gestreckt, der Hals wird über der Waagerechten gehalten. Es handelt sich um eine Kombination aus Kopfdrohen mit angelegten Ohren und einer zielgerichteten Vorwärtsbewegung direkt auf den anzugreifenden Hengst zu (KEIPER, 1988; ZEITLER-FEICHT, 2008).

Beißdrohen: Hier nimmt die Drohmimik eine intensivere Form an, das Maul ist geöffnet, der Kopf wird in beinahe horizontaler Haltung gegen den Bedrohten gewandt. Der Hals ist gestreckt, die Ohren angelegt; die Zähne können gebleckt sein, der Kopf wird in Richtung des Zielhengstes geschwungen. Beißdrohen richtet sich typischerweise gegen Kopf, Schulter, Knie oder Brust und wird während einer aggressiven Vorwärtsbewegung oder während einer Jagd ausgeführt (FEH, 1988; ELLARD und CROWELL-DAVIS, 1989; MC DONNELL und HAVILAND, 1995; ZEITLER-FEICHT, 2008).

Jagd: Ein Hengst jagt den anderen normalerweise im Galopp und versucht ihn einzuholen. Der Jäger legt für gewöhnlich die Ohren an, zeigt die Zähne und versucht in Schweif und Hinterteil des Gejagten zu beißen. Der Gejagte schlägt defensiv mit beiden Hinterhänden aus. Jagen ist oft Bestandteil von Kampfsequenzen; in Zusammenhang mit deutlichen Anzeichen aggressiven Verhaltens häufig verbunden mit beschleunigter Geschwindigkeit bis hin zum Galopp (FEH, 1988; ELLARD und CROWELL-DAVIS, 1989; MC DONNELL und HAVILAND, 1995; LEHMANN, 2000).

- **Interaktionen mit Körperkontakt:**

Schlagen mit der Hinterhand: Drohmimik; eine Hinterhand oder beide werden angezogen und nach hinten geschleudert, es kann ein bis mehrmals nacheinander ausgeschlagen werden, wobei jedes Mal vom Boden aus wieder neuer Schwung geholt wird. Im Gegensatz zum Schlagdrohen wird mit der offensichtlichen Absicht gehandelt, den anderen zu treffen. Die Vorderbeine tragen das Körpergewicht, der Hals ist oft gesenkt (MONTGOMERY, 1957; FEH, 1988; ELLARD und CROWELL-DAVIS 1989; MC DONNELL und HAVILAND, 1995; ZEITLER-FEICHT, 2008).

Schlagen mit der Vorderhand: Das Gesicht kann, muss aber keine Drohmimik zeigen; das Gewicht wird auf ein Vorderbein verlagert, das andere wird nach vorne geschleudert und mit dem ganzen Huf wieder aufgesetzt. Es können auch beide Vorderbeine nacheinander hochgeschleudert und wieder aufgesetzt werden oder es wird auf der Hinterhand stehend mit beiden Vorderbeinen geschlagen. Schlagdrohen mit der Vorderhand wird häufig als Warnung verwendet und um Distanz zwischen zwei Hengsten zu wahren (FEH, 1988; ELLARD und CROWELL-DAVIS, 1989; ZEITLER-FEICHT, 2008).

Beißen: Öffnen und schnelles Schließen der Kiefer, wobei die Zähne das Fleisch des anderen packen, die Ohren sind angelegt und die Lippen zurückgezogen. Junggesellen beißen typischerweise nach den Hinterbeinen des anderen (FEH, 1988; ELLARD und CROWELL-DAVIS, 1989; MC DONNELL und HAVILAND, 1995).

3.4 Ruheverhalten

Im Jahresverlauf wurden die verschiedenen Schlafpositionen „Ruhen im Stehen" (Abb. 5), „Ruhen in Brustlage ohne aufgestützten Kopf" (Abb. 6), „Ruhen in Brustlage mit aufgestütztem Kopf" (Abb. 7) sowie „Ruhen in Seitenlage" (Abb. 8) aufgezeichnet.

Sämtliche Ruhephasen wurden minutengenau aufgezeichnet, ebenso wurde festgehalten, ob die Tiere alleine oder gemeinsam ruhten.

Eine Ruhephase begann mit dem Einnehmen der speziellen Ruhestellung und endete mit dem Abbruch oder dem Verändern der Stellung, was entweder auf Eigeninitiative oder eine Störung durch ein anderes Pferd zurückzuführen war.

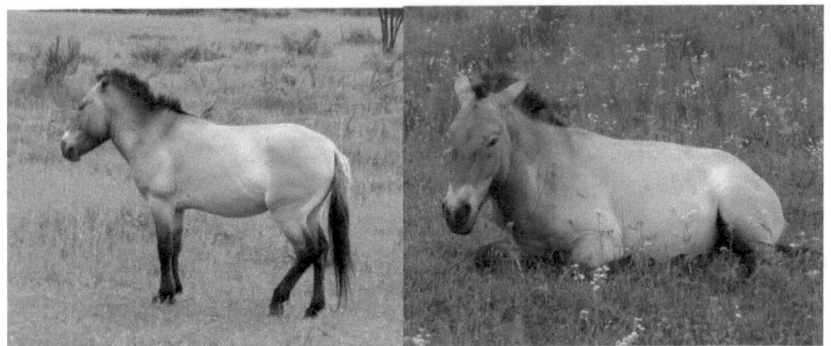

Abbildung 5: Ruhen im Stehen   **Abbildung 6:** Ruhen in Brustlage mit erhobenem Kopf

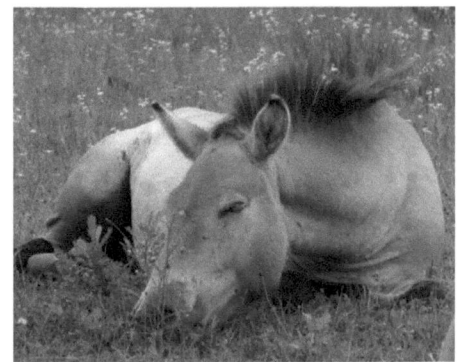

Abbildung 7: Ruhen in Brustlage mit aufgestütztem Kopf

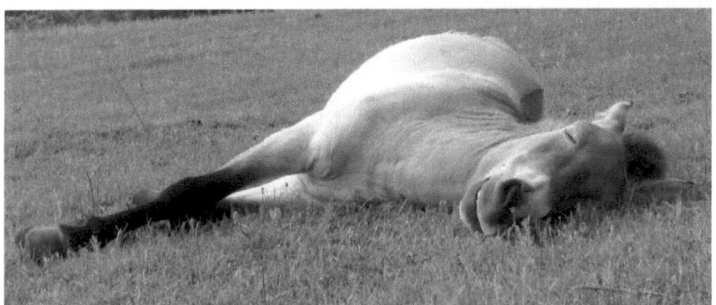

Abbildung 8: Ruhen in Seitenlage

3.5 Kotproben

3.5.1 Probengewinnung und Probenbehandlung

Kot für die Cortisolmetaboliten-Bestimmung wurde während der Versuche sofort nach dem Abkoten aufgesammelt. Angestrebt wurde mindestens eine Probe am Tag, eine Entnahme zur gleichen Tageszeit war nicht möglich. Die Proben sollten eindeutig einem Tier zuzuordnen und so frisch wie möglich sein, daher wurden Kotproben bei jeder sich bietenden Gelegenheit in unregelmäßigen Abschnitten während der Beobachtungen aufgelesen. Die Proben wurden in einen Gefrierbeutel verbracht, mit Name des Pferdes, Datum und Uhrzeit beschriftet; unverzüglich gekühlt und baldmöglichst, spätestens aber am Ende der jeweiligen Beobachtungseinheit bei -18 °C eingefroren.

Da zur Analyse lediglich 0,5 g Probenmaterial pro Probe benötigt werden, wurde eine ca. aprikosengroße Menge vor Ort entnommen.

Leider war es nicht möglich, jede Probe sofort einzufrieren, um die bakterielle Umsetzung der Metaboliten zu stoppen. Dieser Punkt ist bei der Auswertung zu beachten.

Zusätzlich wurden von jedem Tier gegebenenfalls zusätzliche Stressoren erfasst. Hierzu zählen beispielsweise Krankheiten wie z. B. Probleme mit Hufen, Augen, hochgradiger Haarlingsbefall oder ähnliches.

3.5.2 Probenverarbeitung und Analyse

Die Verarbeitung der Proben erfolgte zunächst im Labor des Lehrstuhls für Tierschutz. Je 0,5 g Kot wurde in ein 10 ml PP Röhrchen eingewogen, mit jeweils 5 ml Methanol versetzt, verschlossen, und im Schüttler für 30 min auf höchster Stufe geschüttelt. Anschließend wurde bei 2500 g 15 min zentrifugiert. Von dem gewonnenen Überstand wurden jeweils 30 µl zu 270 µl Assaypuffer in 1 ml PP Röhrchen pipettiert. Die Proben wurden gut verschlossen bei -20 °C eingefroren.

Konnten nicht alle Schritte der Extraktion am Stück durchgeführt werden, wurden die Proben nach den jeweiligen Zwischenschritten eingefroren, da Cortisolmetaboliten äußerst empfindlich auf bakterielle Zersetzung reagieren. Ein mehrmaliges Einfrieren und erneutes Auftauen hingegen beeinflusst das Ergebnis nicht. Der letzte Schritt, die Durchführung des ELISA, erfolgte im Institut für Biochemie der Veterinärmedizinischen Universität Wien/ Prof. R. Palme (Protokoll nach MÖSTL und PALME et al. 2008).

3.6 Statistische Auswertung

Für die Durchführung der statistischen Berechnungen und grafischen Darstellungen wurden MS Excel 2010 für Windows (Microsoft Corporation, Redmond, USA) und IBM SPSS Statistics 19 (SPSS Inc. an IBM Company, Chicago, IL) eingesetzt.

In dieser Arbeit wurde weitestgehend mit deskriptiver Statistik gearbeitet. Verwendet wurden tabellarische Darstellungen, graphische Darstellungen sowie numerische Charakterisierung von Datenmengen durch Kenngrößen.

Für Korrelationsanalysen wurde der nicht-parametrische Spearman-Korrelationskoeffizient verwendet.

Weitere analytische Statistik wurde aufgrund der geringen Fallzahl von nur sieben Pferden nicht verwendet. Zudem waren die Tiere sehr heterogen in ihrem Verhalten, was zusätzlich die statistische Analyse im Sinne von Tests erschwerte.

Die Überprüfung und Betreuung der statistischen Berechnungen übernahm Frau Dipl.-Math. Ulrike Schulz vom Institut medistat in Kiel.

4 ERGEBNISSE

4.1 Sozialstruktur

Zu Beginn der Beobachtung lebten die Hengste in Tennenlohe in zwei getrennten Gruppen. Die Vermutung, dass sich nach der Euthanasie des Hengstes Salu aus beiden Gruppen eine geschlossene Herde bilden würde, bestätigte sich nicht. Die sieben Pferde, die in den vergangenen Monaten zusammengelebt hatten, taten das auch weiterhin und hatten regelmäßigen, zum Teil auch längeren Kontakt mit den verbliebenen beiden Hengsten der ehemaligen Dreiergruppe. Auffällig war allerdings, dass sowohl die agonistischen Interaktionen innerhalb der größeren Gruppe, als auch diejenigen zwischen den beiden Gruppen weniger wurden, nachdem Salu im November aus der Herde genommen wurde.

Die beiden Jährlinge Jedi und Joda, die erst im Mai 2010 aus dem Tierpark München-Hellabrunn nach Tennenlohe gekommen waren, übten keinerlei Einfluss auf das Verhalten der übrigen Herde aus.

4.1.1 Rangordnung

Die Rangordnung innerhalb der Herde wurde monatlich als „Average Dominance Index" (ADI) aus den beobachteten agonistischen Interaktionen berechnet (Tab. 5). Einzig im Dezember 2009 war aufgrund von insgesamt lediglich acht beobachteten Interaktionen keine klare Rangordnung auszumachen, dieser Monat wurde daher in die folgenden Berechnungen der Rangordnung nicht miteinbezogen.

Tabelle 5: Average Dominance Index (ADI) der Herde im Jahresverlauf

Pferde in Rangreihenfolge		Juli	Aug.	Sept.	Okt.	Nov.	Jan.	Feb.	März	April	Mai	Juni	MW	SEM
1	Dimitri	0,67	0,79	1,00	0,96	0,94	1,00	1,00	1,00	1,00	0,78	1,00	0,92	0,04
2	Santos	0,70	0,47	0,58	0,16	0,73	0,50	0,75	0,75	0,44	0,73	0,89	0,67	0,03
3	Aytan	0,45	0,77	0,73	0,70	0,66	0,78	0,80	0,58	0,55	0,73	0,65	0,61	0,06
4	Branai	0,47	0,55	0,47	0,25	0,40	0,30	0,36	0,25	0,66	0,34	0,46	0,41	0,04
5	Galsar	0,46	0,25	0,34	0,00	0,00	0,25	0,25	0,00	0,17	0,33	0,47	0,23	0,05
6	Sitko	0,16	0,20	0,15	0,00	0,08	0,33	0,47	0,08	0,20	0,38	0,14	0,20	0,04
7	Galvan	0,21	0,34	0,12	0,25	0,00	0,03	0,00	0,00	0,50	0,10	0,13	0,15	0,05

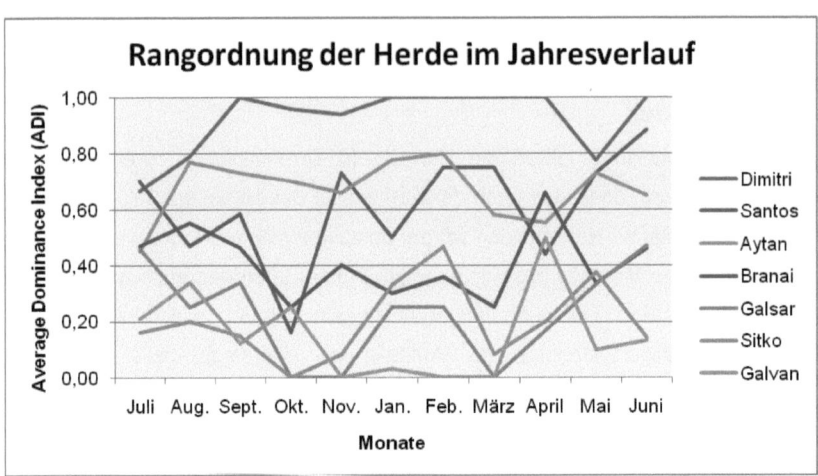

Abbildung 9: Rangordnung der Herde im Jahresverlauf

Wie aus Tab. 5 und Abb. 9 hervorgeht stellte Dimitri, den ersten Monat ausgenommen, im gesamten Beobachtungsjahr den unumstrittenen Leithengst dar. Santos wechselte sich mit Aytan und zeitweise Branai um die Rolle des Zweit-stärksten ab. Unter den übrigen Pferden war die Rangordnung ebenfalls nicht durchgehend stabil, Sitko, Galsar und Galvan änderten des Öfteren ihre Position in der Herde, hielten aber insgesamt einen der unteren Rangplätze. Zu Zeiten der Futterverknappung, von Oktober bis in den März hinein, gab es deutlich mehr Veränderungen innerhalb der Rangordnung. Abb. 10 stellt die Organisation der Junggesellenherde nochmals graphisch dar.

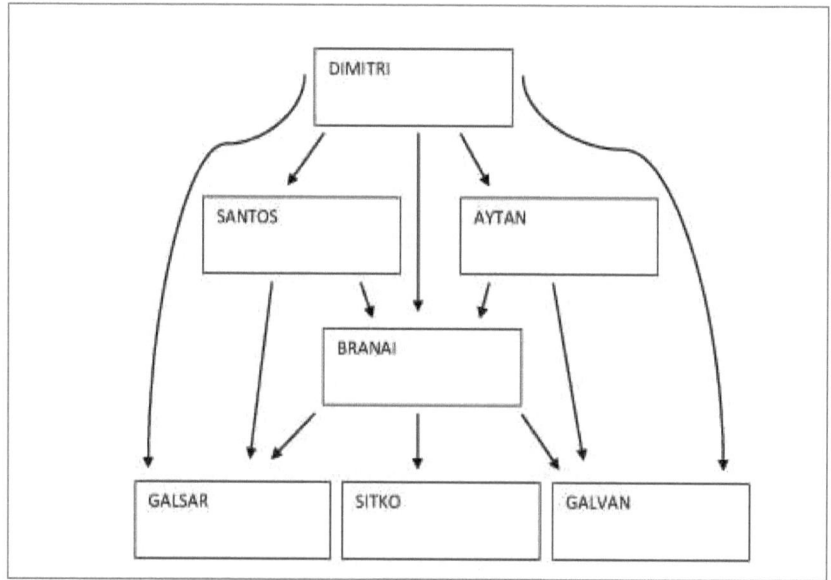

Abbildung 10: Organigramm zur Rangordung der Tennenloher Przewalskipferde

4.1.2 Interaktionen

Über den gesamten Beobachtungszeitraum wurden insgesamt 508 agonistische und 415 freundliche Sozialkontakte zwischen den Przewalski-Hengsten beobachtet. Die agonistischen Interaktionen wurden nochmals unterteilt in Interaktionen mit und ohne Körperkontakt sowie zeitlich differenziert in die einzelnen Monate bzw. die vier Jahres- und vier Tageszeiten (Tab. 6).

4.1.2.1 Agonistische Interaktionen mit und ohne Körperkontakt

Während der gesamten Beobachtungszeit konnten unabhängig von Tages- und Jahreszeit sowie unabhängig von der sozialen Stellung bei allen Pferden mit insgesamt 82,7 % deutlich mehr agonistische Kontakte ohne Körperkontakt als agonistische Kontakte mit Körperkontakt (17,3 %) festgestellt werden.

In 252 h in denen die Herde beobachtet wurde, wurden 2,1 agonistische Interaktionen pro Stunde gezählt. Diese teilten sich auf in 1,74 agonistische Kontakte pro Stunde ohne Körperkontakt und 0,36 mit Körperkontakt.

Tabelle 6: Anzahl der agonistischen Interaktionen ohne bzw. mit Körperkontakt pro Beobachtungstag im Tages- und Jahresverlauf

	gesamt		Vormittag		Mittag		Nachmittag		Abend	
	ohne	mit	ohne	mit	ohne	mit	ohne	mit	ohne	mit
Januar	33,5	4,5	4,5	1,5	12,0	0,0	11,5	1,5	5,5	1,5
Februar	22,0	2,5	1,0	0,0	7,0	0,0	12,0	0,5	2,0	2,0
März	11,0	0,5	1,5	0,0	6,0	0,5	2,0	0,0	1,5	0,0
April	9,0	3,0	4,0	1,0	1,0	0,0	3,5	1,0	0,5	1,0
Mai	19,5	4,5	6,0	0,5	3,5	1,5	5,5	2,0	4,5	0,5
Juni	29,5	3,0	12,5	2,0	13,0	0,5	2,0	0,5	2,0	0,0
Juli	31,0	8,0	4,0	0,0	9,0	3,0	5,0	1,0	13,0	4,0
August	32,0	19,0	8,0	8,0	6,0	0,0	7,0	7,0	11,0	4,0
September	23,0	6,0	5,0	1,0	7,0	4,0	9,0	1,0	2,0	0,0
Oktober	14,5	3,5	2,5	0,0	0,0	0,0	9,5	3,5	2,5	0,0
November	17,5	5,5	2,5	0,0	1,5	0,5	12,0	4,0	1,5	1,0
Dezember	10,5	0,5	1,5	0,0	0,0	0,0	7,5	0,5	1,5	0,0

n= 7 Pferde, 252 h Beobachtungszeit

4.1.2.2 Agonistische Interaktionen und Rangordnung

Zwischen einer hohen Anzahl agonistischer Interaktionen und einem hohem sozialen Rang besteht eine stark positive und signifikante Korrelation (R= 0,964, p< 0,001) (Abb. 11).

Die Auswertungen der agonistischen Interaktionen ergaben für Leithengst Dimitri insgesamt 137 agonistische Interaktionen in der gesamten Beobachtungszeit, was einem

Prozentanteil von 27,0 % aller beobachteten Interaktionen entspricht. Ihm folgen die ebenfalls ranghohen Tiere Aytan mit 91 (17,9 %) und Santos mit 129 (25,4 %) agonistischen Sozialkontakten. Von dem eher in der Mitte der Rangfolge anzusiedelnden Branai gingen 51 (10,0 %) Interaktionen aus. Die geringste Anzahl an Interaktionen zählten die rangniederen Pferde, wie Galsar mit 31 (6,1 %), Sitko mit 43 (8,5 %) und Galvan mit 26 (5,1 %) Interaktionen. Tab. 7 stellt die Anzahl der Interaktionen der jeweiligen Pferde in Bezug auf einen Beobachtungstag dar.

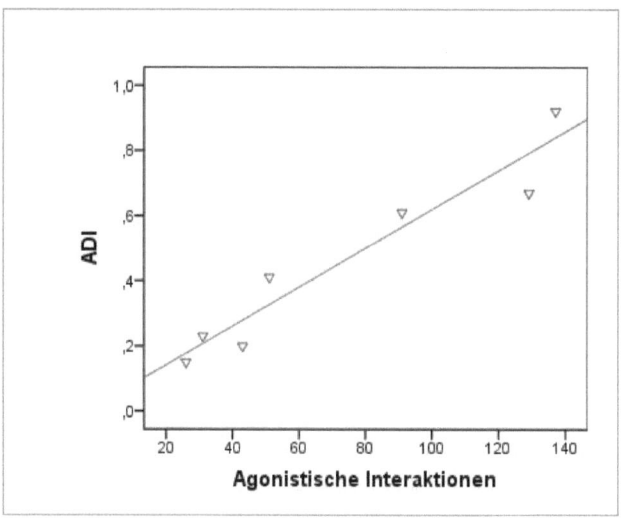

Abbildung 11: Korrelation des ADI mit der Anzahl der agonistischen Interaktionen
n = 7 Pferde, R = 0,964, p < 0,001, 252 h Beobachtungszeit

4.1.1.3 Agonistische Interaktionen im Tages- und Jahresverlauf

Die jahreszeitliche Aufteilung innerhalb der Herde ergab im Frühling einen Anteil von insgesamt 95 agonistischen Sozialkontakten (18,7 %). Im Sommer stieg diese Zahl auf 168 (33,0 %), um im Herbst wieder auf 111 (21,9 %) abzusinken, während in den Wintermonaten insgesamt 134 (26,4 %) agonistische Interaktionen gezählt wurden.

Insgesamt waren die agonistischen Interaktionen somit relativ gleichmäßig über das Jahr verteilt.

Im Dezember konnten vor Beginn der Winterfütterung nur wenige Interaktionen beobachtet werden. Die Pferde schliefen auffällig wenig und verbrachten den größten Teil des Tages damit, nach Fressbarem zu suchen. Nachdem sich die Pferde im Januar auf die tägliche Winterfütterung eingestellt hatten, waren sie deutlich aktiver als zuvor. 72 der insgesamt 120 im Winter beobachteten agonistischen Interaktionen fanden im Januar statt, eine derart hohe Anzahl an Interaktionen wie sie sonst nur in den Sommermonaten beobachtet wurde. Diese Entwicklung ist in Abb. 12 graphisch dargestellt.

Im Tagesverlauf der agonistischen Interaktionen zeigte sich eine mit 21,4 % vormittags, 24,2 % mittags und 19,6 % abends überwiegend recht gleichmäßige Verteilung der Interaktionen, allerdings fand sich nachmittags mit 34,8 % ein deutlicher Höhepunkt der ausgeführten Interaktionen.

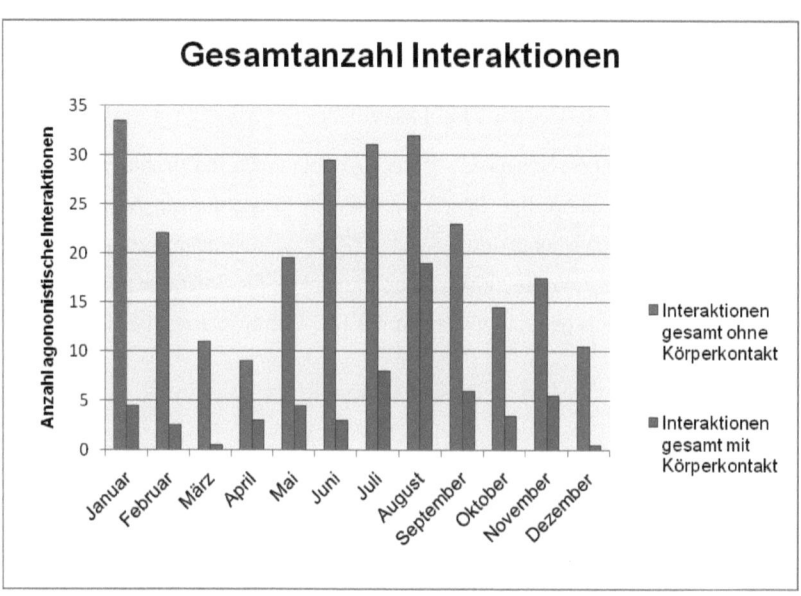

Abbildung 12: Gesamtanzahl der agonistischen Interaktionen pro Lichttag im Jahresverlauf
n = 7 Pferde

Tabelle 7: Anzahl der agonistischen Interaktionen ohne bzw. mit Körperkontakt pro Pferd und Beobachtungstag im Jahresverlauf

	Dimitri		Santos		Aytan		Branai		Galsar		Sitko		Galvan	
	ohne	mit	ohne	mit	ohne	mit	ohne	mit	ohne	mit	ohne	mit	ohne	mit
Januar	14,5	1,5	10,0	1,0	3,0	0,5	0,5	0,5	2,5	0,0	2,5	1,0	0,5	0,0
Februar	3,0	0,5	5,5	1,0	3,5	0,0	2,0	0,0	0,5	0,0	7,0	1,0	0,5	0,0
März	5,0	0,5	2,5	0,0	3,0	0,0	0,0	0,0	0,0	0,0	0,5	0,0	0,0	0,0
April	2,0	0,5	2,0	1,0	1,0	1,0	1,5	0,0	0,0	0,5	0,5	0,0	2,0	0,0
Mai	5,5	1,0	2,5	0,5	2,0	0,0	3,5	1,0	2,5	1,5	3,0	0,0	0,5	0,5
Juni	2,0	0,0	13,5	0,0	5,5	3,0	2,5	0,0	2,0	0,0	1,5	0,0	2,0	0,5
Juli	5,0	0,0	3,0	1,0	12,0	2,0	7,0	3,0	1,0	1,0	1,0	1,0	2,0	0,0
August	8,0	4,0	8,0	4,0	3,0	2,0	4,0	4,0	4,0	2,0	0,0	1,0	5,0	2,0
September	5,0	1,0	2,0	1,0	6,0	2,0	2,0	1,0	4,0	0,0	4,0	1,0	0,0	0,0
Oktober	8,0	1,5	2,0	2,0	1,5	0,0	1,5	0,0	0,0	0,0	0,0	0,0	1,5	0,0
November	8,0	1,5	2,5	1,0	5,0	3,0	1,5	0,0	0,0	0,0	0,5	0,0	0,0	0,0
Dezember	2,0	0,0	8,0	0,0	0,0	0,0	0,5	0,0	0,0	0,0	0,0	0,0	0,5	0,0

n= 7 Pferde, 252 h Beobachtungszeit

4.1.1.4 Freundliche Interaktionen

Bezüglich der freundlichen Sozialkontakte konnte keine Korrelation mit der Rangordnung beobachtet werden (R = -0,036, p = 0,939) (Abb. 13).

Die Anzahl der freundlichen Sozialkontakte der einzelnen Pferde reichte von lediglich 12 freundlichen Sozialkontakten bei Sitko, was einem prozentualen Anteil von 2,9 % entspricht, bis zu 113 Sozialkontakten bei Aytan (27,2 %). Allerdings kam auch Leithengst Dimitri auf nur 32 bzw 7,7 %. freundliche Sozialkontakte, für Santos wurden 48 (11,6 %) freundliche Sozialkontakte gezählt, für Branai 29 (7,0 %), für Galvan 98 (23,6 %) und für Galsar 83 (20,0 %).

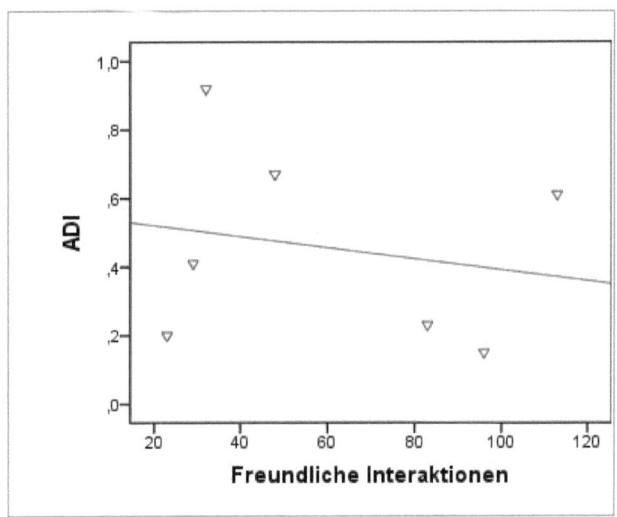

Abbildung 13: Korrelation des ADI mit der Anzahl der freundlichen Interaktionen
n = 7 Pferde, R = -0,036, P = 0,9390, 252 h Beobachtungszeit

Die insgesamt 415 freundlichen Interaktionen der gesamten Herde nahmen pro Beobachtungstag abhängig von der Jahreszeit einen unterschiedlichen prozentualen Anteil ein. Während im Sommer lediglich 14,8 % zu beobachten waren, stieg ihre Anzahl im Herbst auf 31,1 %, im Winter sank sie erneut auf 21,3 % um im Frühling wieder auf 32,8 % anzusteigen. Die genaue Aufteilung pro Pferd und Monat ist in Tab. 8 dargestellt. Über den Tag verteilt lag der Schwerpunkt der freundlichen Interaktionen mit 130 am Vormittag bzw. mit 146 am Mittag.

Zum Nachmittag hin nahm die Anzahl mit 109 beobachteten freundlichen Interaktionen ab, um abends mit lediglich 31 Interaktionen ihren niedrigsten Punkt zu erreichen. Die pro Beobachtungstag gemittelten freundlichen Interaktionen im Vergleich mit den agonistischen Interaktionen sind in Tab. 9 aufgeführt.

Tabelle 8: Anzahl der freundlichen Interaktionen pro Beobachtungstag und Pferd im Jahresverlauf

	Dimitri	Santos	Aytan	Branai	Galsar	Sitko	Galvan
Januar	3,0	1,5	4,5	1,0	2,0	0,0	4,5
Februar	2,0	1,5	4,0	0,0	5,5	0,0	9,0
März	2,0	3,5	7,5	1,0	1,5	1,5	0,5
April	0,0	4,5	6,0	4,5	7,0	2,0	6,5
Mai	1,0	4,5	8,0	2,5	7,0	1,5	4,5
Juni	0,5	2,0	1,5	2,0	2,5	0,0	6,5
Juli	1,0	1,0	5,0	0,0	4,0	0,0	2,0
August	0,0	1,0	2,0	1,0	2,0	0,0	1,0
September	3,0	2,0	8,0	2,0	13,0	2,0	9,0
Oktober	1,5	1,0	8,5	1,0	4,5	0,0	6,5
November	1,0	2,5	4,5	0,0	1,0	0,0	3,5
Dezember	3,0	2,0	4,5	1,0	1,0	0,0	1,5

n= 7 Pferde, 252 h Beobachtungszeit

Tabelle 9: Gegenüberstellung der Anzahl freundlicher und agonistischer Interaktionen pro Beobachtungstag im Tages- und Jahresverlauf

	Gesamtanzahl		Vormittag		Mittag		Nachmittag		Abend	
	aggr	freundl	aggr	freundl	aggr	freundl	aggr	freundl	aggr	freundl
Januar	38,0	15,5	6,0	6,5	12,0	1,0	13,0	4,5	7,0	3,5
Februar	24,5	22,0	1,0	4,0	7,0	13,0	12,5	5,0	4,0	0,0
März	11,5	17,5	1,5	7,0	6,5	7,0	2,0	2,0	1,5	1,5
April	12,0	31,0	5,0	13,0	1,0	7,0	4,5	10,0	1,5	1,0
Mai	24,0	29,0	6,5	6,0	5,0	11,0	7,5	11,0	5,0	1,0
Juni	32,5	15,0	14,5	0,0	13,5	9,0	2,5	4,5	2,0	1,5
Juli	39,0	13,0	4,0	6,0	12,0	3,0	6,0	4,0	17,0	0,0
August	51,0	7,0	16,0	1,0	6,0	4,0	14,0	2,0	15,0	0,0
September	29,0	38,0	6,0	15,0	11,0	19,0	10,0	4,0	2,0	0,0
Oktober	18,0	23,0	2,5	8,0	0,0	6,0	13,0	7,0	2,5	2,0
November	23,0	12,5	2,5	2,5	2,0	5,5	16,0	2,5	2,5	2,0
Dezember	11,0	13,0	1,5	7,0	0,0	0,0	8,0	3,0	1,5	3,0

n= 7 Pferde, 252 h Beobachtungszeit

4.2 Nutzung des Geländes durch die Pferde

Vor Beginn dieser Arbeit lagen keine genaueren Daten vor, die Aufschluss darüber hätten geben können, in wieweit die Pferde in Tennenlohe ihr Gehege nutzen und ob, wie vermutet, tages-, wetter- oder jahreszeitabhängige Unterschiede erkennbar sind.

Während der Beobachtungen wurde festgestellt, dass die Pferde sich meist synchron verhielten. Sie waren auch über den Großteil der gesamten Beobachtungszeit im Herdenverband zusammen, lediglich der Leithengst separierte sich gelegentlich von der Herde.

Die Geländenutzung durch die Pferde stand in einem eindeutigen Zusammenhang mit der Jahreszeit bzw. dem Bewuchs der einzelnen Areale zu bestimmten Jahreszeiten. Zum Frühjahr und Sommer hin wurden fast ausschließlich Offen- und Heideflächen als Aufenthalts-, Fress- und Ruheorte genutzt. Von insgesamt 84 Beobachtungseinheiten (BE) entfielen 24 BE auf den Frühling, hiervon verbrachten die Pferde ihre Zeit in 10 BE auf den Offenflächen, in 14 BE auf Heideflächen.

Im späteren Frühling sowie im Frühsommer wurde der Pflanzenaufwuchs der Heidefläche bevorzugt, so entfielen 4 BE der insgesamt 16 BE im Sommer auf die Offenflächen, eine auf den Waldrand und der Großteil mit 11 BE auf die Heideflächen.

Im Herbst nahmen die Offenflächen erneut eine wichtige Stellung ein, in 20 BE ergab sich folgende Aufteilung der genutzten Geländeabschnitte: 9 BE Offenfläche, 8 BE Heidefläche, 3 BE Waldrand.

In den Wintermonaten dienten Heidefläche und Waldrand als beliebter Aufenthaltsort, die Zahl der Aufenthalte am Waldrand stieg wie folgt: die insgesamt 24 Einheiten teilten sich in 3 BE Offenfläche, 13 BE Heidefläche und 8 BE Waldrand.

Da im Winter am Waldrand die tägliche Fütterung mit Heu erfolgte, ist zu vermuten, dass die Zeiten des längeren Aufenthalts am Waldrand maßgeblich durch diese Zufütterung zustande gekommen sind. Eine genaue Aufteilung des prozentualen Anteils an der Geländenutzung zeigt Tab. 10 sowie Abb. 14.

Tabelle 10: Nutzung der Geländeabschnitte im Jahresverlauf in Prozent

%	Jan.	Feb.	März	April	Mai	Juni	Juli	Aug.	Sept.	Okt.	Nov.	Dez.
Offenfläche	0,0	12,5	12,5	62,5	50,0	37,5	0,0	25,0	75,0	62,5	12,5	25,0
Heidefläche	37,5	50,0	87,5	37,5	50,0	62,5	100,0	50,0	25,0	25,0	62,5	75,0
Waldrand	62,5	37,5	0,0	0,0	0,0	0,0	0,0	25,0	0,0	12,5	25,0	0,0
Wald	0,0	0,0	0,0	0,0	0,0	0,0	0,0	0,0	0,0	0,0	0,0	0,0

n = 7 Pferde, 252 h Beobachtungszeit

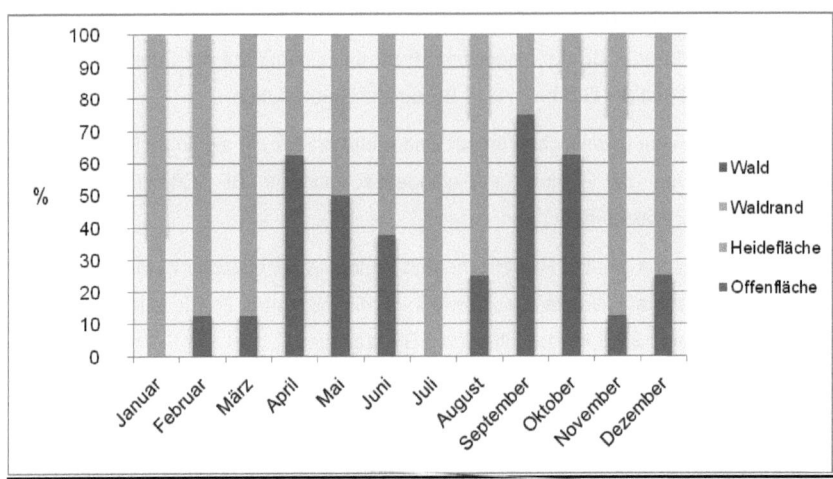

Abbildung 14: Prozentuale Nutzung der Geländeabschnitte im Jahresverlauf
n= 7 Pferde, 252 h Beobachtungszeit

Der Wald selbst fungierte zu keiner Zeit als Aufenthaltsort, er wurde lediglich durchlaufen sowie zur Wasser-, Salz- und Nahrungsaufnahme aufgesucht.
Insgesamt nutzten die Pferde zu 54.8 % der Beobachtungseinheiten (BE) die Heidefläche, gefolgt von 30,9 % Offenfläche und zu 14,3 % die Gebiete am Waldrand. Die tageszeitliche Aufteilung der Geländenutzung wird in Tab. 11 sowie Abb. 15 ersichtlich.

Tabelle 11: Prozentuale Nutzung der Geländeabschnitte im Tagesverlauf während des gesamten Jahres

%	Offenfläche	Heidefläche	Waldrand
Vormittag	28,6	57,1	14,3
Mittag	47,6	47,6	4,8
Nachmittag	33,3	42,9	23,8
Abend	14,3	71,4	14,3

n = 7 Pferde, 252 h Beobachtungszeit

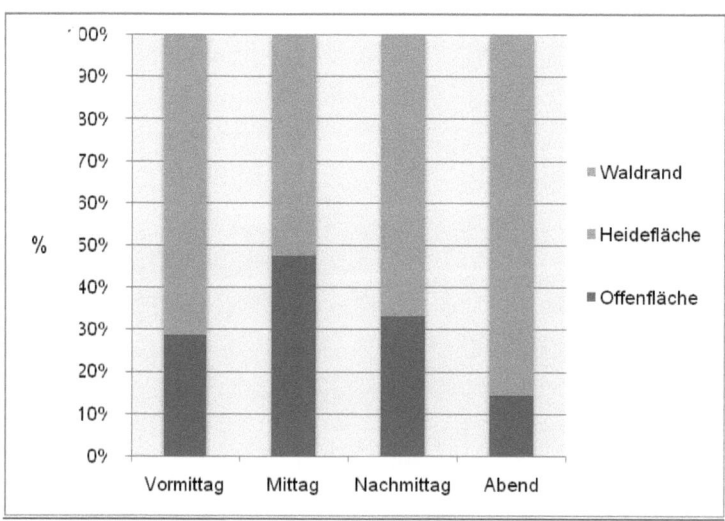

Abbildung 15: Prozentuale Nutzung der Geländeabschnitte im Tagesverlauf während des gesamten Jahres
n = 7 Pferde, 252 h Beobachtungszeit

Die Salzlecke (Abb. 16) sowie eine der Tränkemöglichkeiten (Abb. 17) im Gelände wurden durchschnittlich einmal täglich aufgesucht, wobei die Salzaufnahme meist nachmittags oder abends stattfand und oft mit einem anschließenden Gang zur Wasserquelle verbunden war.

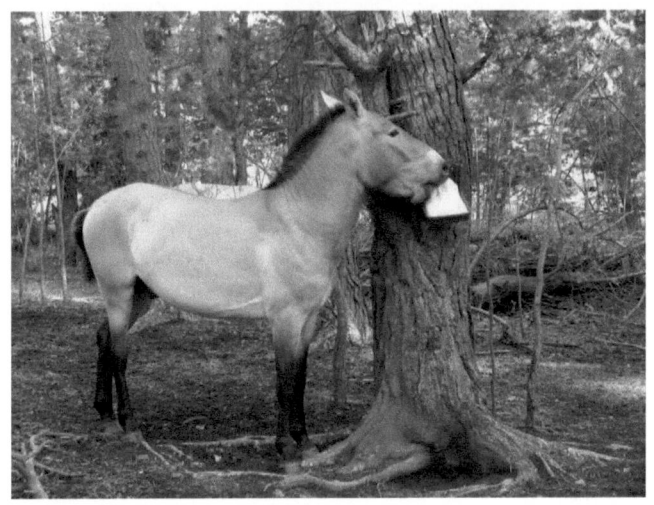

Abbildung 16: Przewalskihengst am Salzleckstein

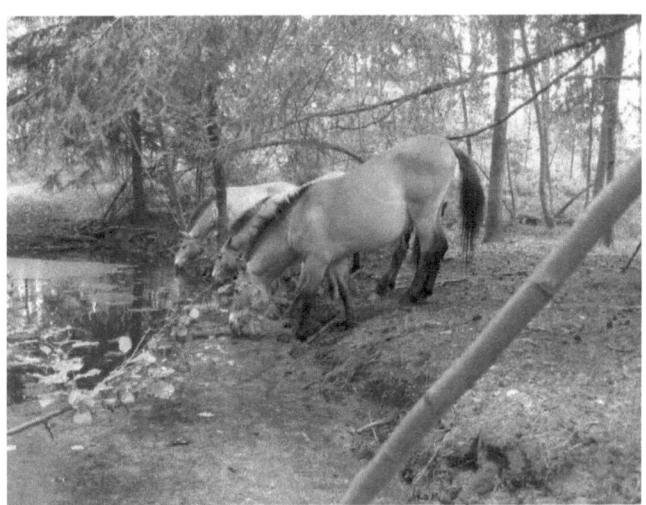

Abbildung 17: Przewalskipferde an einer Wasserstelle

Auch die Insektenbelastung beeinflusste die Standortwahl erheblich. Wenn diese, vor allem im Sommer, auf den Heide- und Offenflächen zu hoch wurde, hielten sich die Pferde länger im Wald und am Waldrand auf, wo die Belästigung durch Stech- und Kriebelmücken deutlich geringer ausfiel. Zum Teil griffen die Pferde auch auf ungewöhnliche Methoden zurück, um die Insektenplage erträglicher zu machen. Einige behängten sich selbst mit abgebissenen Kiefernzweigen, die als eine Art Fliegenschutzmaske dienten (Abb. 18).

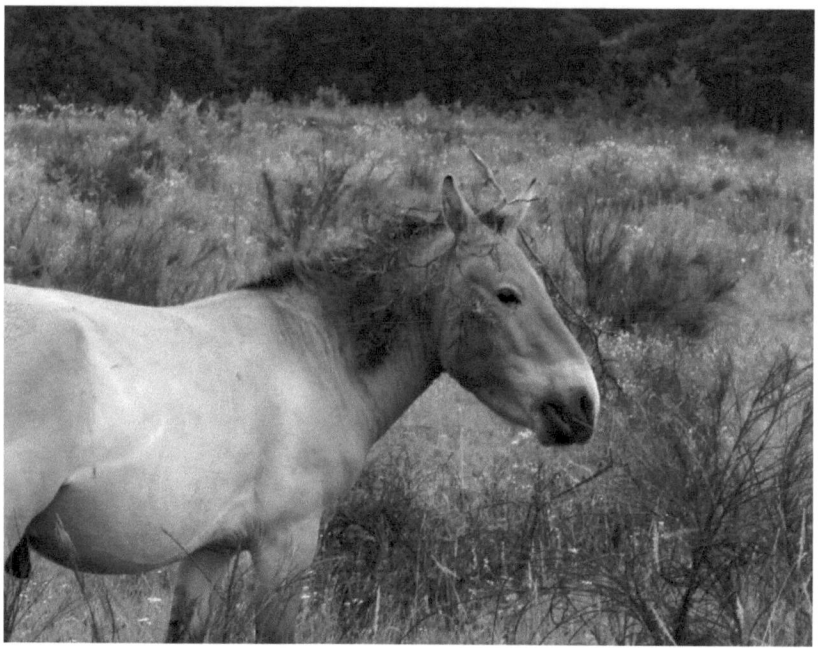

Abbildung 18: Aytan mit umgehängtem Kiefernast

Die genauen Wege der Herde durch das Gehege zeigt Abb. 19 a bis l auf.

Obgleich diese Karten Momentaufnahmen darstellen, wird ersichtlich, welche Areale zu welchen Tageszeiten durchlaufen und auf welchen Geländeabschnitten Ruhepausen eingehalten wurden.

In allen Beobachtungsmonaten hielten sich die Pferde, wie bereits beschrieben, vor allem auf Heide- und Offenflächen auf, die Waldgebiete wurden größtenteils gemieden. Öfter durchlaufen wurde der nördliche Waldabschnitt, allerdings fanden sich hier mit einer großen Wasserquelle sowie der Salzlecke wichtige Ressourcen.

Eine im Jahresverlauf unterschiedliche Nutzung des Geheges wird deutlich. Vor allem in den Wintermonaten Dezember und Januar war der Bewegungsradius der Herde wesentlich kleiner als im Sommer.

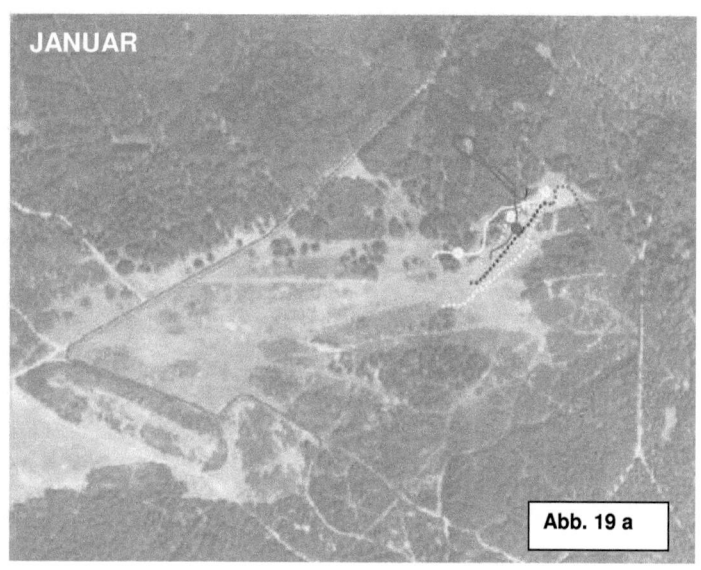

Abb. 19 a

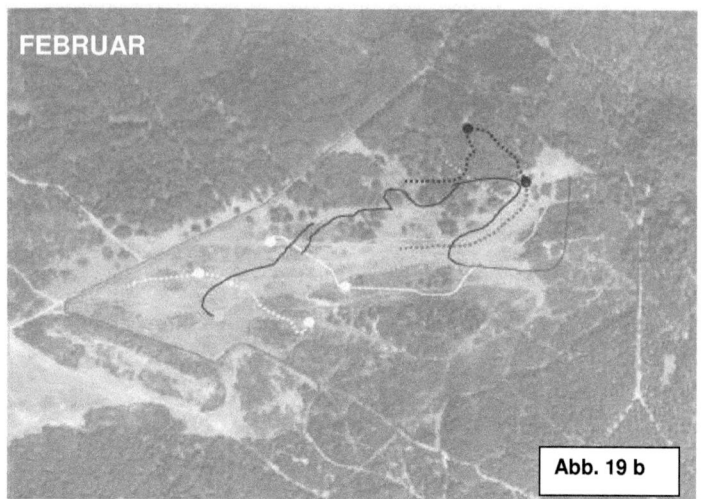

Abb. 19 b

Vormittag   Mittag   Nachmittag   Abend
Ruheplatz   Tag X   Tag Y

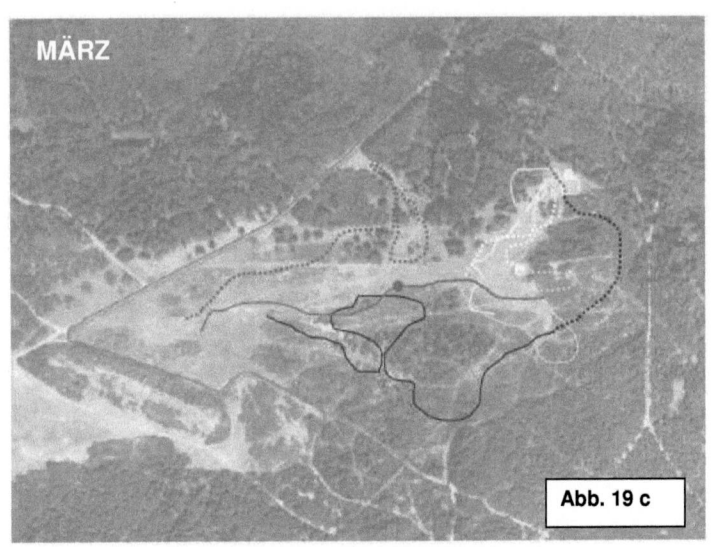

Abb. 19 c

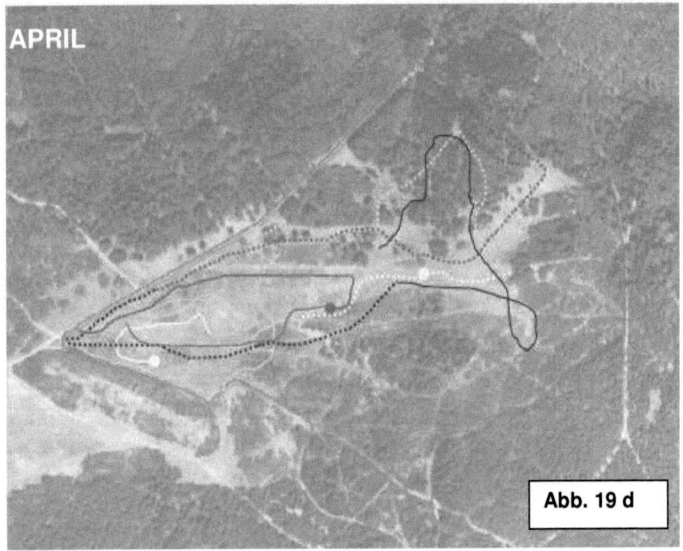

Abb. 19 d

Vormittag Mittag Nachmittag Abend
Ruheplatz Tag X --------- Tag Y

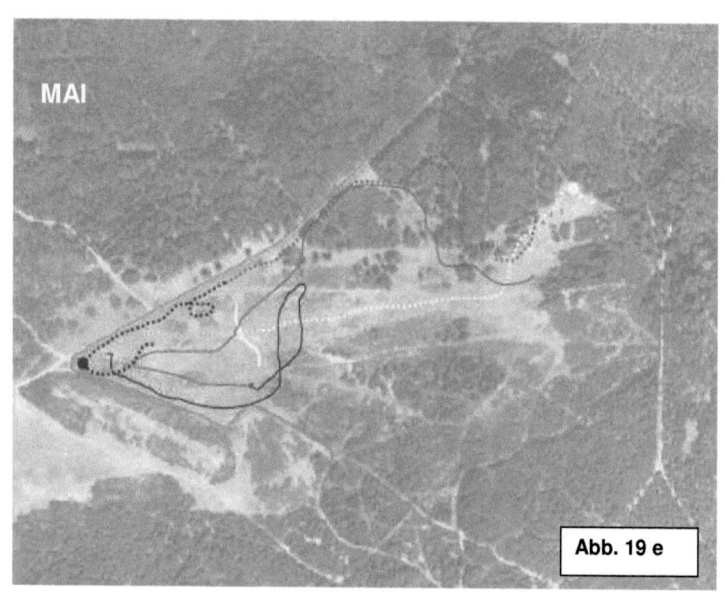

Abb. 19 e

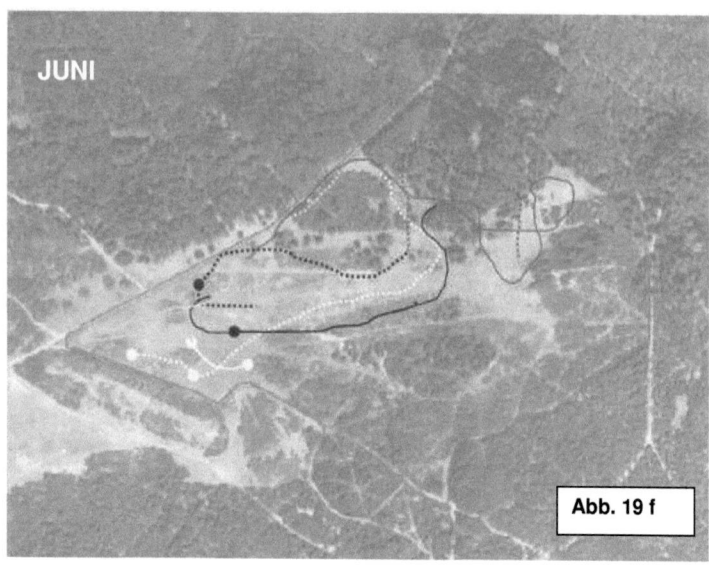

Abb. 19 f

Vormittag .... Mittag .... Nachmittag ——— Abend ———
Ruheplatz ●▬ Tag X ---------- Tag Y ———

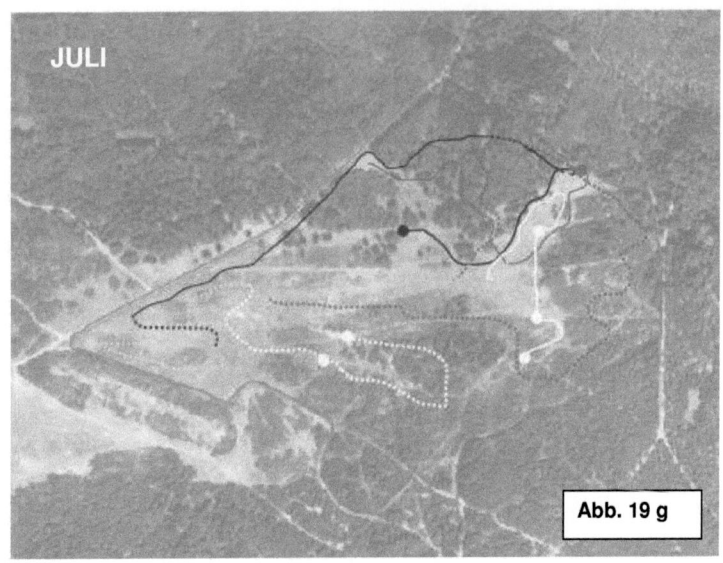

Abb. 19 g

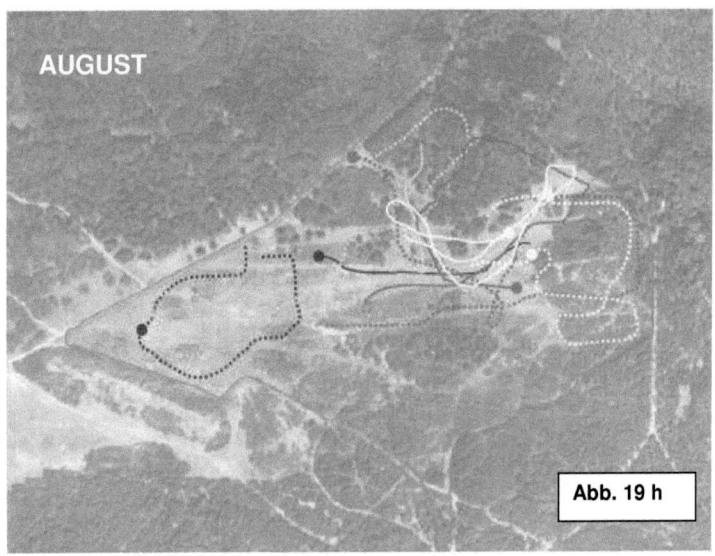

Abb. 19 h

Vormittag ——— Mittag ——— Nachmittag ——— Abend ———
Ruheplatz ●━━ Tag X ---------- Tag Y ━━━

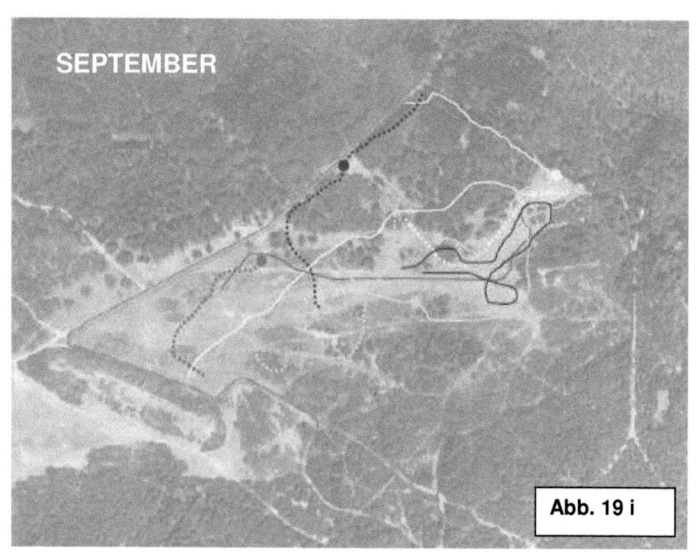

Abb. 19 i

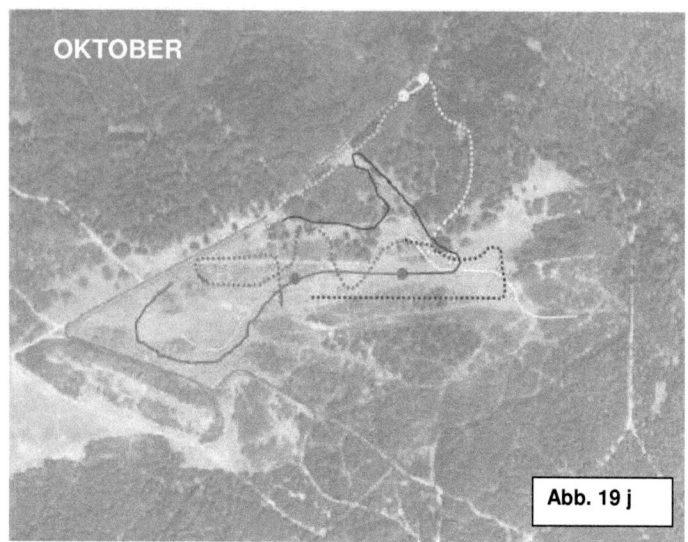

Abb. 19 j

Vormittag   Mittag ....   Nachmittag ──────   Abend ──────
Ruheplatz ●──   Tag X ---------   Tag Y ──────

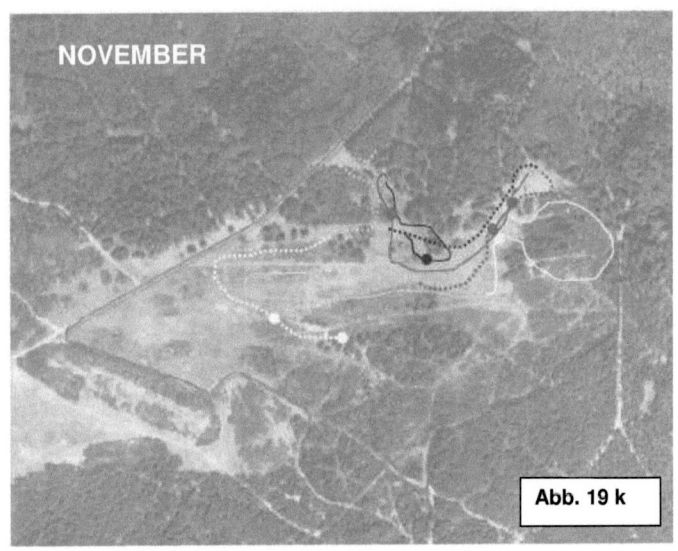

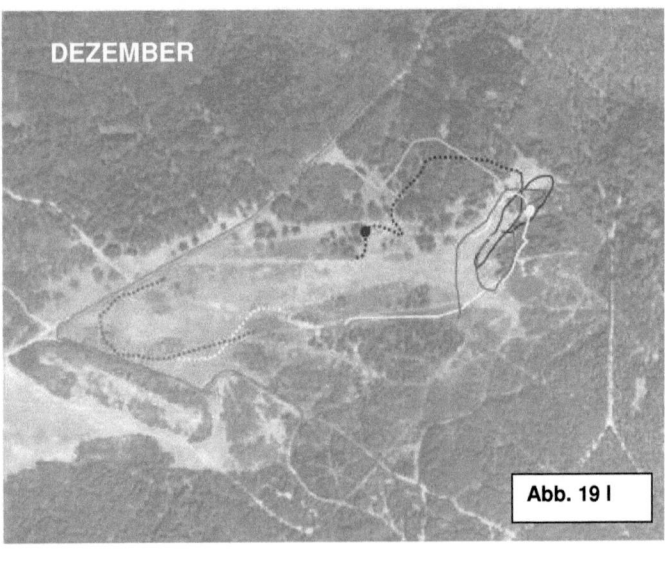

Vormittag .... Mittag ——— Nachmittag ——— Abend ———
Ruheplatz ●━━━ Tag X --------- Tag Y ━━━

Abbildung 19: Aufenthaltsorte der Herde im Jahresverlauf

Ebenfalls stark abhängig vom Jahresverlauf und der hieraus resultierenden Verfügbarkeit im Gehege veränderte sich auch die Art und Zusammensetzung der Nahrungsaufnahme.

Im Juli und August konnten die Pferde täglich bei der Aufnahme von Adlerfarn (*Pteridium aquilinum*) beobachtet werden (Abb. 20); dieses Verhalten wurde im gesamten restlichen Jahr nicht wieder gezeigt.

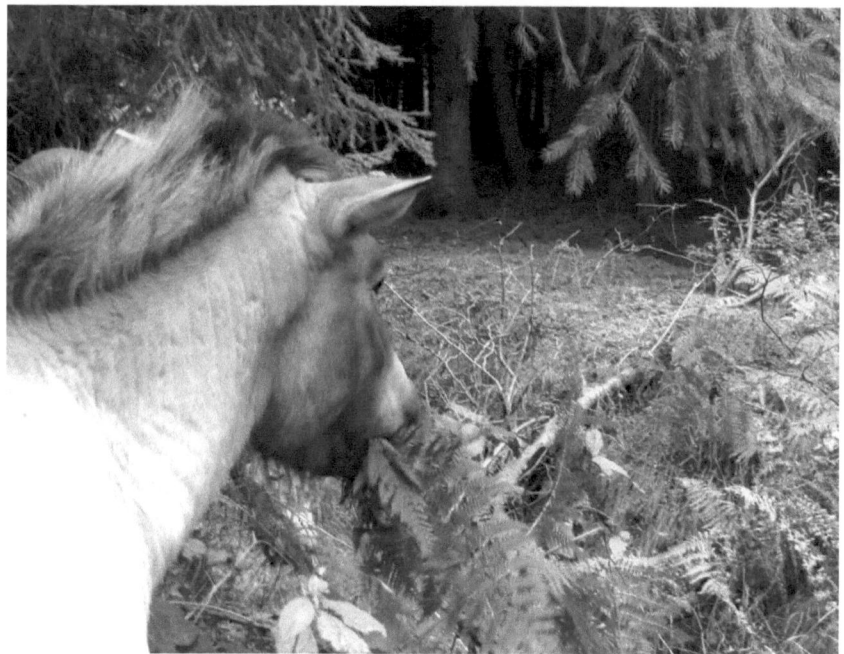

Abbildung 20: Fressen von Adlerfarn im Gehege

Ab Oktober begannen die Pferde Heidekraut (*Erica spec.*) (Abb. 21) zu fressen, im November gingen sie in Ermangelung von Schmackhafterem auch an Besenginster, Pilze (Abb. 22) und Kiefernschößlinge.

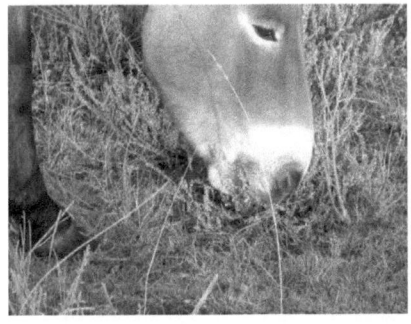 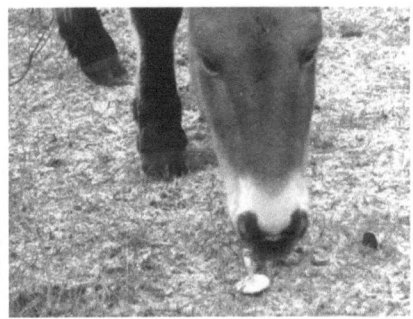

Abbildung 21: Przewalskihengst beim Fressen von Heidekraut

Abbildung 22: Przewalskihengst beim Fressen von Pilzen

Ab Mitte Dezember wurde eine Zufütterung der Pferde im Gehege notwendig, einmal täglich wurden insgesamt zwei Ballen Heu an die Tiere verteilt (Abb. 23). Am 19.3.2010 wurde die Winterfütterung nach insgesamt drei Monaten eingestellt. Diese Winterfütterung war vor allem für die Pferde, die ihren ersten Winter im Gehege verbrachten dringend notwendig, in diesem Fall für die Hengste Galsar und Galwan. Branai hingegen, der ebenfalls erst im Sommer zuvor aus dem Tiergarten Nürnberg gekommen war, zeigte keinerlei Probleme, seine Kondition trotz der Witterungsverhältnisse und der fehlenden natürlichen Nahrungsgrundlage zu erhalten.

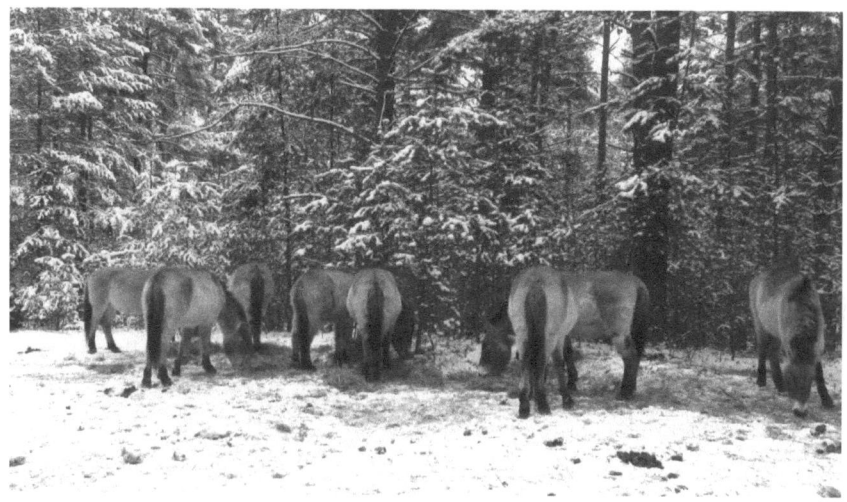

Abbildung 23: Winterfütterung am Waldrand

Um die Lebensbedingungen der Przewalskipferde im Tennenloher Forst mit denen ihrer Verwandten in den Ursprungsgebieten in der Mongolei, Kasachstan und China vergleichen zu können, sind Kenntnisse über das Klima der jeweiligen Gebiete im Jahresverlauf nötig. Stellvertretend wurden hier Klimadiagramme von Klimastationen in Nürnberg (Deutschland) sowie Ulan - Bator (Mongolei) verwendet (http://www.klimadiagramme.de, 20.03.2011). Aus Abb. 24 wird ersichtlich, dass die Przewalskipferde in Freilandhaltung gut mit den Klimabedingungen in Deutschland zurechtkommen sollten, da sie in ihrem Ursprungsgebiet mit wesentlich rauerem Klima zu kämpfen haben. Die Niederschläge in der Mongolei fallen jedoch über das gesamte Jahr geringer aus.

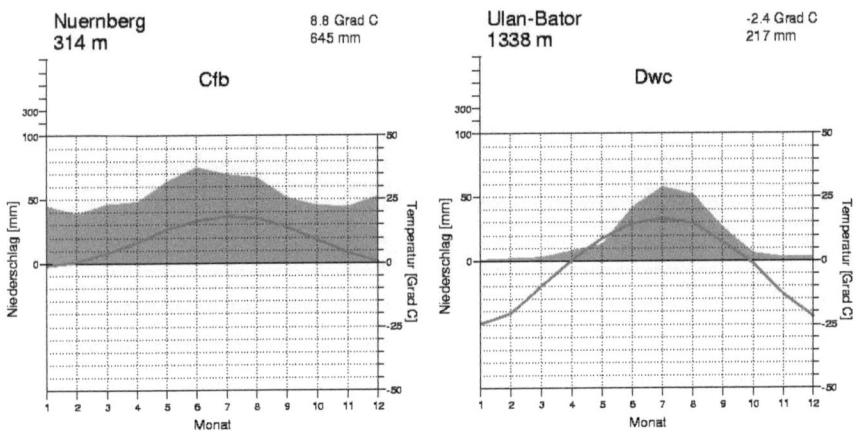

Abbildung 24: Klimadiagramme Nürnberg (Deutschland) und Ulan - Bator (Mongolei) (http://www.klimadiagramme.de, 20.03.2011).

4.3 Ruheverhalten

4.3.1 Bevorzugte Ruheplätze im Gelände

Gemeinsame Ruhepausen der Herde wurden ausschließlich auf Offen- und Heideflächen eingelegt. Für längere Pausen der gesamten Herde wurden vorwiegend Offenflächen aufgesucht. Hier legten sich die Pferde auch ab, was auf Heideflächen nur äußerst selten beobachtet werden konnte. Für kurzes, individuelles Ruhen einzelner Tiere oder kurze gemeinsame Ruhepausen im Stehen erfolgte keine besondere Platzwahl, kurze Pausen wurden auch zum Teil am Waldrand gehalten. Abb. 19 stellt die Ruheplätze grafisch dar.

4.3.2 Ruheverhalten im Tages - und Jahresverlauf

Eine Messung des Ruheverhaltens war, wie die übrigen Beobachtungen auch, jeweils nur von Sonnenauf- bis Sonnenuntergang möglich, daher fehlen Angaben zum nächtlichen Ruheverhalten. Abb. 25, Abb. 26 und Abb. 27 stellen die Häufigkeit der Ruhe- und Aktivitätsphasen in den Beobachtungseinheiten für den gesamten Zeitraum sowie im Tages- und Jahresverlauf für ein ranghohes, rangmittleres sowie ein rangniedriges Pferd dar. Stellvertretend wurden die Verhaltensweisen der Tiere Dimitri, Branai und Galvan graphisch dargestellt.

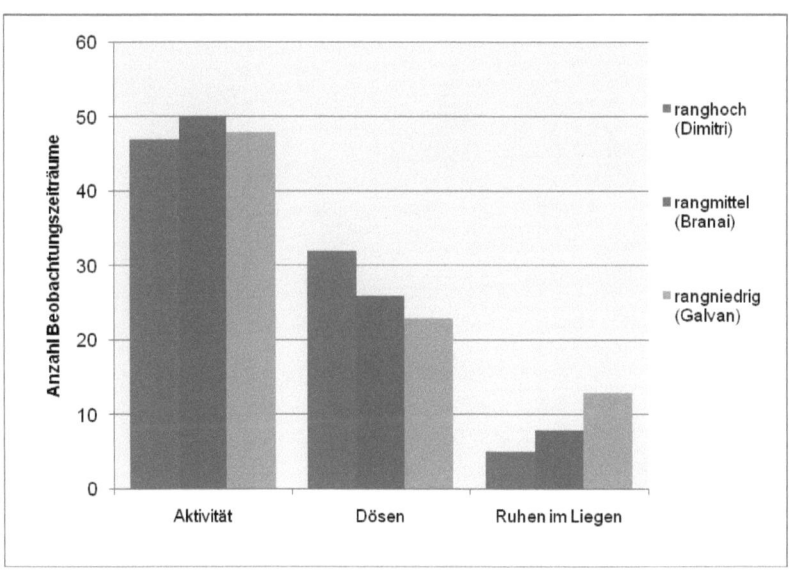

Abbildung 25: Häufigkeit der Ruhe- und Aktivitätsphasen eines ranghohen, rangmittleren und –niedrigen Pferdes im gesamten Jahr je Beobachtungseinheit
n = 7 Pferde, 252 h Beobachtungszeit
Beobachtungseinheit = ¼ des Lichttages
(vormittag, mittag, nachmittag, abends)

Diese zeigten liegendes Ruhen fast ausschliesslich im Frühling und Sommer, sowie zu einem geringen Anteil im Herbst (Abb. 26). Im tageszeitlichen Verlauf entfielen die meisten Beobachtungseinheiten, in denen liegend geruht wurde auf den Vormittag und den Mittag (Abb. 27). Dösen nahm zu allen Tages- und Jahreszeiten den größten Anteil am Ruheverhalten ein.

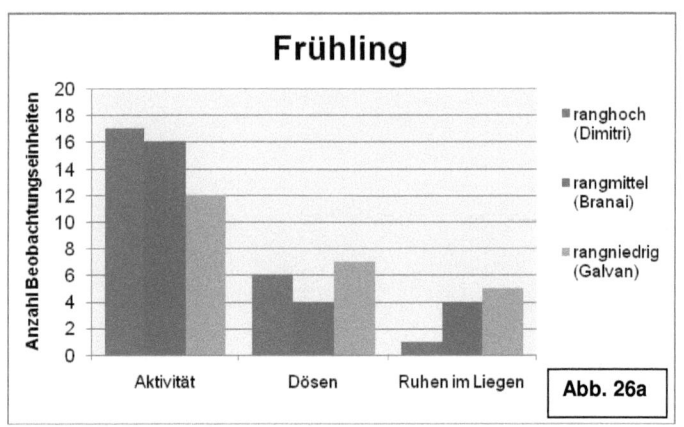

Abb. 26a

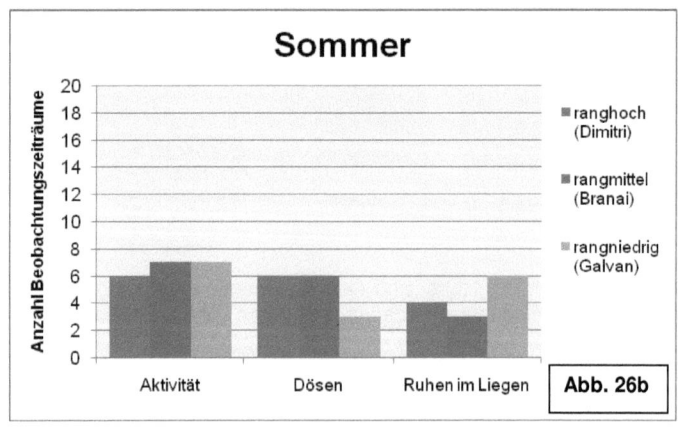

Abb. 26b

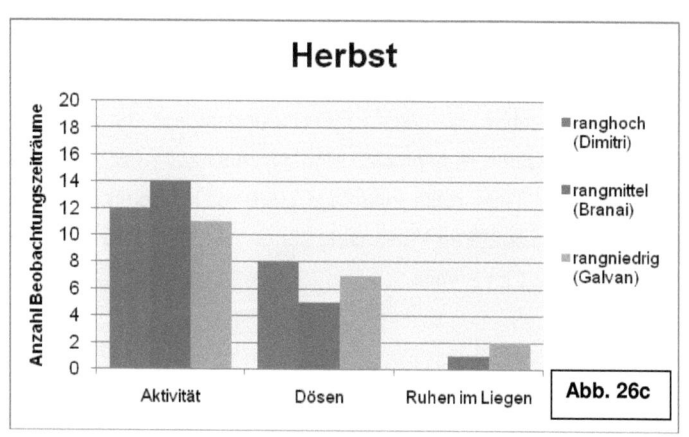

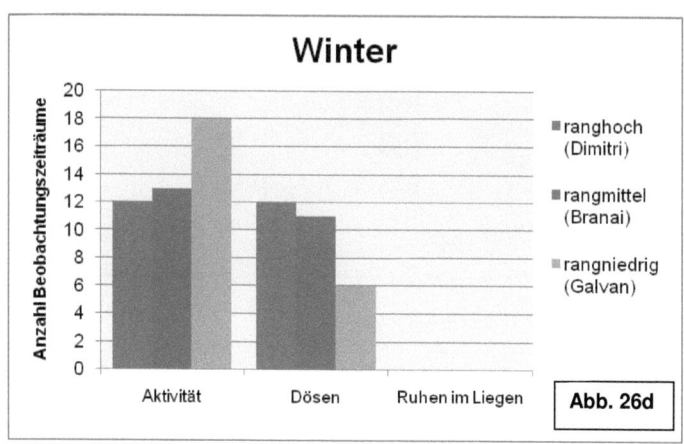

Abbildung 26: mittlere Häufigkeit der Ruhe- und Aktivitätsphasen eines ranghohen, rangmittleren und –niedrigen Pferdes im **Jahresverlauf** je Beobachtungseinheit

Beobachtungseinheit = ¼ des Lichttages
(vormittag, mittag, nachmittag, abends)

Wie auch in Abb. 27 zu erkennen, liegt ein eindeutiger Schwerpunkt des Ruheverhaltens am Vormittag und Mittag. Gerade längere Pausen in denen auch liegende Ruhepositionen eingenommen wurden, waren vorwiegend in der Zeit von Sonnenaufgang bis Mittag zu beobachten.

In dieser Zeit fanden zwischen ca. 8:00 - 10:30 Uhr und mittags von ca. 13:00 - 14:30 Uhr meist zwei lange gemeinsame Ruhephasen statt. Nachmittags ruhten vereinzelt Pferde im Liegen, der Großteil der Tiere ruhte allerdings stehend. Im Sommer verschob sich die zweite Ruhephase in den späteren Nachmittag auf ca. 16:00 - 18:00 Uhr. Einzelne Pferde ruhten gelegentlich abends im Stehen.

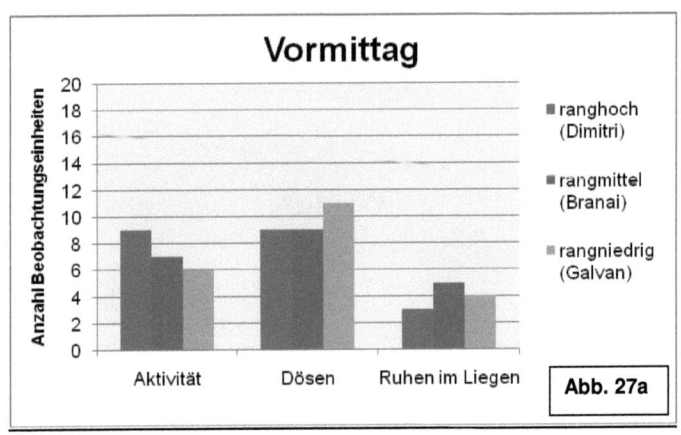

Abb. 27a

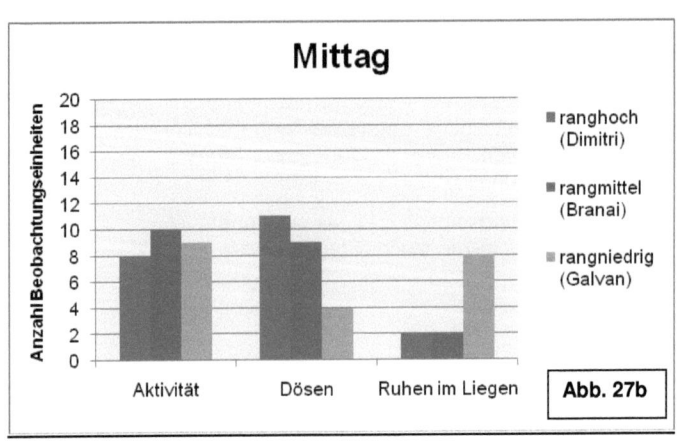

Abb. 27b

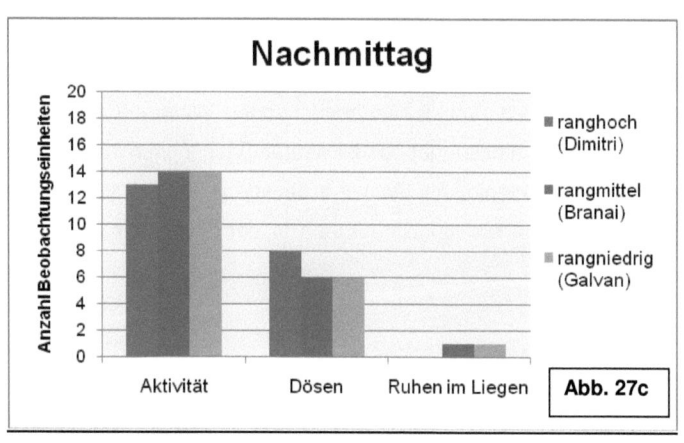

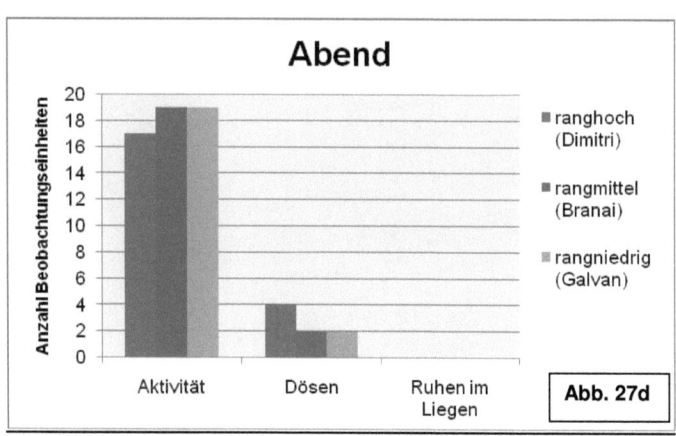

Abbildung 27: mittlere Häufigkeit der Ruhe- und Aktivitätsphasen eines ranghohen, rangmittleren und –niedrigen Pferdes im **Tagesverlauf** je Beobachtungseinheit

Beobachtungseinheit = ¼ des Lichttages
(vormittag, mittag, nachmittag, abends)

Die Tennenloher Przewalskis zeigten eine starke Abhängigkeit der Art und Dauer des Ruhens von der Jahreszeit und der vorherrschenden Witterung. Gerade im Sommer ruhten sie oft gemeinsam inmitten gut überblickbarer Offenflächen in der Sonne (Abb. 28). Ab April bis in den Herbst hinein konnten, vor allem vormittags und mittags, vom Ruhen im Stehen über die Brustlage bis hin zum Ruhen in der Seitenlage alle Schlafpositionen beobachtet werden.

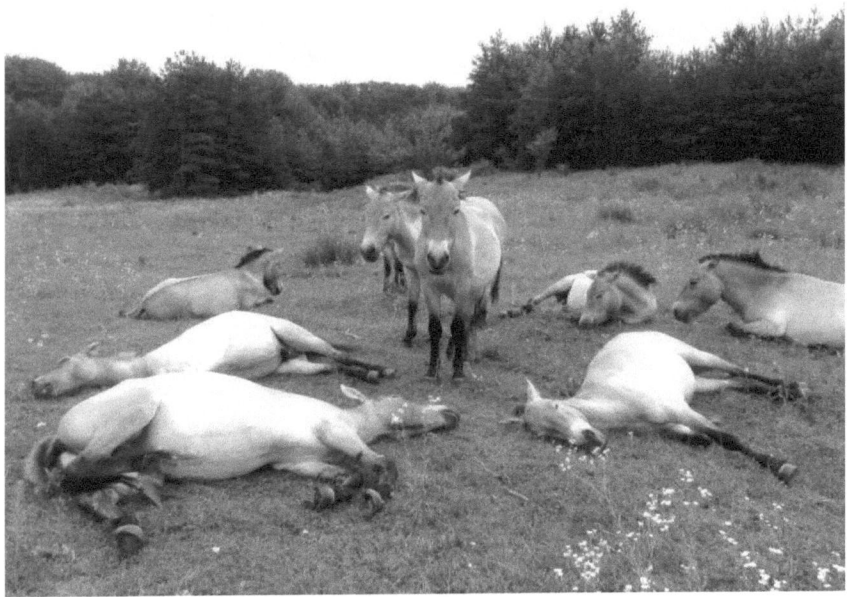

Abbildung 28: Gemeinsames Ruhen im Sommer

Je kälter es wurde, desto seltener und kürzer legten sich die Pferde ab, so dass ab November während des gesamten Winters ausschließlich ein Ruhen im Stehen beobachtet werden konnte (Abb. 29).

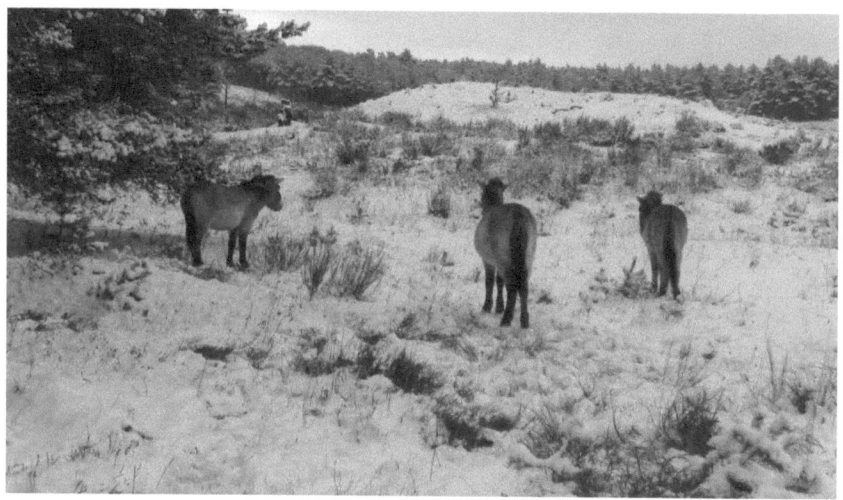

Abbildung 29: Ruhen im Stehen während des Winters

Außerhalb der Beobachtungsphasen wurden auch im Winter einzelne Tiere beobachtet, die bei Sonnenschein im Schnee lagen (mündl. FRÖHLICH). Vom Spätherbst bis in den frühen Winter hinein schränkten die Pferde ihr Ruheverhalten zugunsten der Nahrungsaufnahme stark ein. In den Monaten, in denen eine Zufütterung mit Heu erfolgte - von Ende Dezember bis Ende März - schliefen die Tiere wieder deutlich mehr und waren während der Zeit der Winterfütterung fast ausschließlich mit Nahrungsaufnahme und Schlafen beschäftigt. Nach deren Einstellung am 19.03.10 konnte eine erneute deutliche Einschränkung im Ruheverhalten festgestellt werden (Tab. 13, Abb. 32).

Bis in den März hinein ruhte bis auf eine Ausnahme kein Tier im Liegen obwohl in die Beobachtungen im März bereits die ersten warmen Tage des Jahres fielen.

4.3.3 Ruhephasen

Während der Beobachtungen nahm das Ruheverhalten der Hengste nur einen kleinen Teil des gesamten Tages ein.

Im Frühjahr und im Herbst ruhten die Pferde im Mittel deutlich kürzer als im Sommer und im Winter (Tab. 12, Abb. 31). Eine Abhängigkeit der Gesamtruhezeit von der sozialen Stellung in der Herde war hier nicht ersichtlich (Abb. 30).

Tabelle 12: Prozentualer Anteil des Ruheverhaltens der Pferde im Jahresverlauf am Beobachtungstag

%	Dimitri	Santos	Aytan	Branai	Galsar	Sitko	Galvan	MW	SEM
Frühling	3,47	3,91	6,09	4,78	7,18	6,31	9,05	5,83	0,74
Sommer	7,81	7,01	8,34	6,56	8,34	7,41	8,55	7,72	0,29
Herbst	5,28	8,03	7,17	3,23	3,39	6,69	5,66	5,63	0,69
Winter	7,63	10,13	8,82	6,10	6,16	8,06	5,83	7,53	0,61

n = 7 Pferde, 252 h Beobachtungszeit

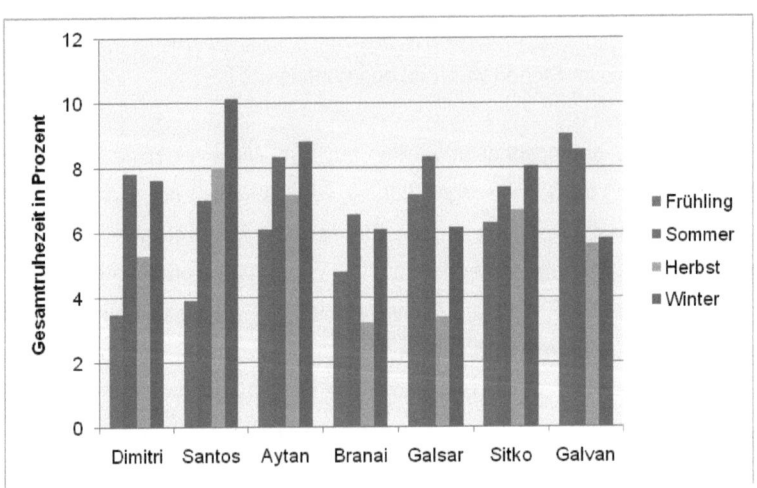

Abbildung 30: Prozentualer Anteil der Gesamtruhezeiten der Pferde im Jahresverlauf am Beobachtungstag
n = 7 Pferde, 252 h Beobachtungszeit

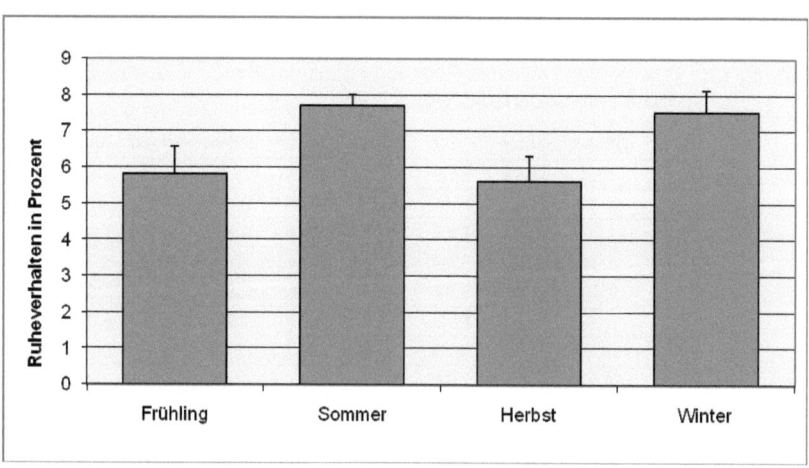

Abbildung 31: Mittleres Ruheverhalten in Prozent in Abhängigkeit von Jahreszeit pro Beobachtungstag

n = 7 Pferde, , 252 h Beobachtungszeit

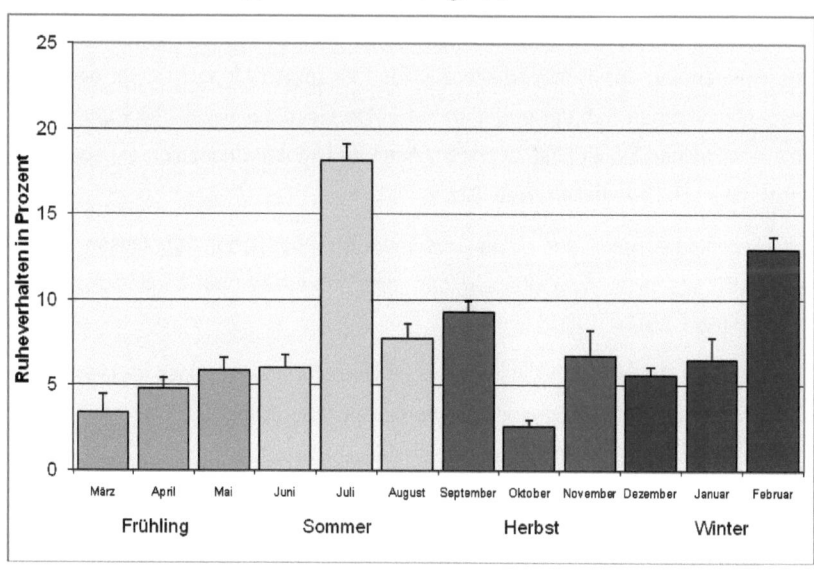

Abbildung 32: Prozentualer Anteil des gemittelten Gesamtruheverhaltens im Jahresverlauf pro Beobachtungstag

n = 7 Pferde, , 252 h Beobachtungszeit

Tabelle 13: Prozentualer Anteil des Ruheverhaltens der Pferde in den einzelnen Monaten pro Beobachtungstag

%	Dimitri	Santos	Aytan	Branai	Galsar	Sitko	Galvan	MW	SEM
Januar	7,58	11,88	8,28	5,79	3,39	7,09	1,60	6,52	1,27
Februar	10,95	15,03	15,69	10,87	11,44	14,05	12,75	12,97	0,75
März	1,20	3,28	2,48	2,68	3,01	1,81	9,44	3,41	1,04
April	4,07	3,30	5,48	3,36	4,84	4,42	8,02	4,79	0,61
Mai	2,76	4,98	5,84	4,87	8,44	7,95	6,22	5,87	0,73
Juni	3,01	7,37	8,15	3,89	6,33	7,27	6,23	6,04	0,72
Juli	18,84	14,55	16,33	17,90	22,61	17,69	19,16	18,16	0,95
August	11,21	9,40	7,93	6,23	6,23	4,42	8,72	7,73	0,86
September	10,52	10,12	9,73	7,89	7,36	11,96	7,16	9,25	0,69
Oktober	1,90	3,26	3,72	1,75	1,97	1,59	3,94	2,59	0,38
November	5,73	12,52	9,65	1,72	2,29	9,27	5,93	6,73	1,50
Dezember	7,07	7,07	6,31	3,44	5,26	5,45	4,30	5,56	0,52

n = 7 Pferde, , 252 h Beobachtungszeit

Eine Betrachtung des Ruheverhaltens in den einzelnen Monaten zeigt einen deutlichen Einschnitt zwischen Februar und März. In Folge steigt der Anteil des Ruheverhaltens an, um im Juli seinen Höhepunkt zu finden. Auch im Oktober findet sich ein solcher extremer Einschnitt im Ruheverhalten (Abb. 32).

Der prozentuale Anteil der eingenommenen Ruhepositionen am Gesamtruheverhalten stellte sich als nicht rangabhängig dar, eine jahreszeitliche Abhängigkeit war jedoch gegeben (Abb. 33).

So ruhten die Pferde von Frühling bis zum Herbst immer weniger im Liegen, bis sie im Winter sogar gänzlich auf liegendes Ruhen verzichteten (Abb. 33, Tab. 14).

Da sich in den einzelnen Jahreszeiten bedingt durch die Tageslichtlänge jeweils unterschiedliche Längen der Beobachtungstage ergaben, sind die Angaben des Ruheverhaltens in Minuten pro Tag nur innerhalb der jeweiligen Jahreszeit untereinander vergleichbar. Um einen direkten Vergleich zu ermöglichen, wurden die Werte in Minuten pro Stunde sowie in Prozent angegeben (Tab. 14).

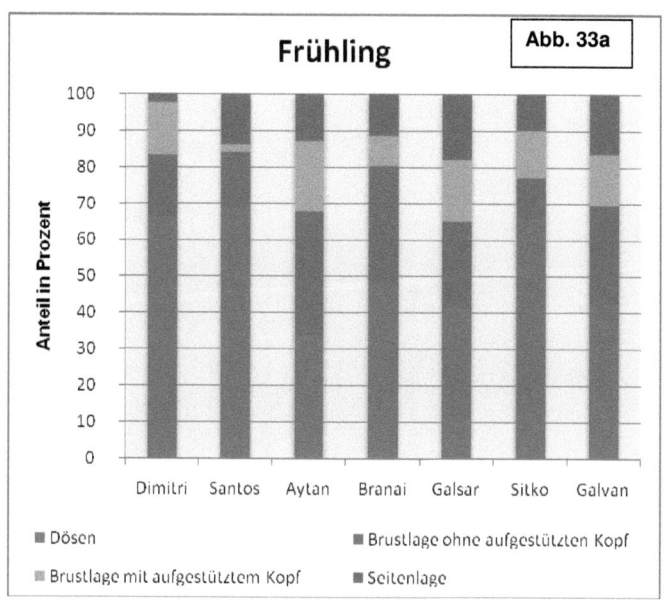

Abb. 33a

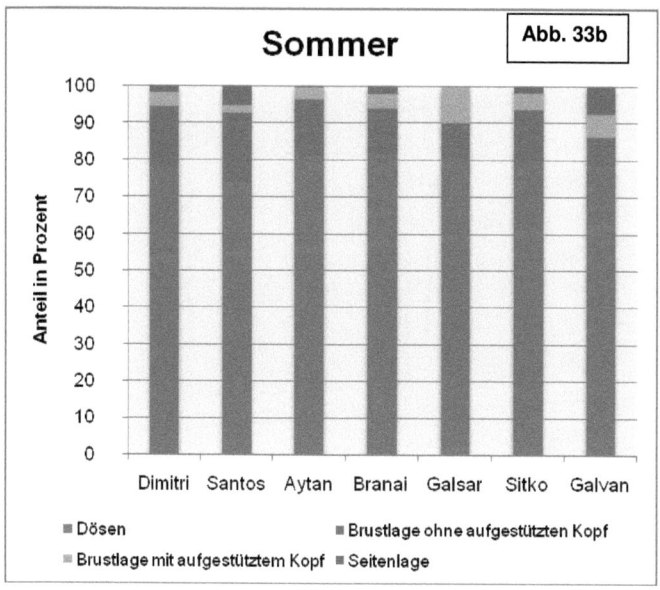

Abb. 33b

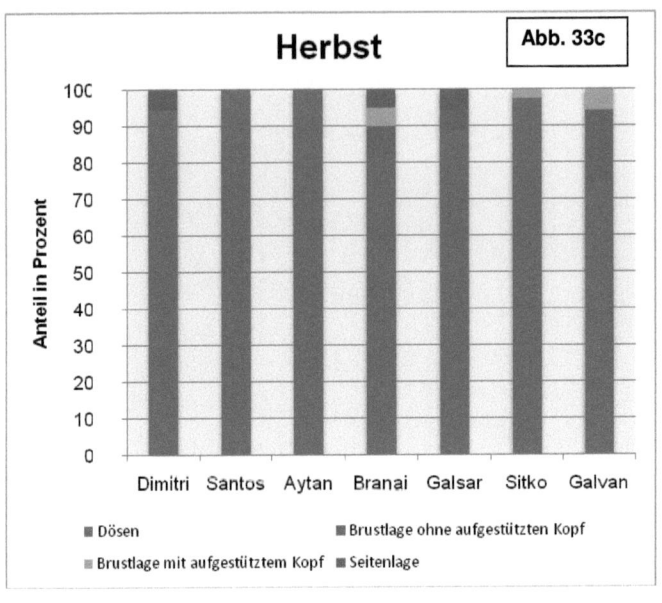
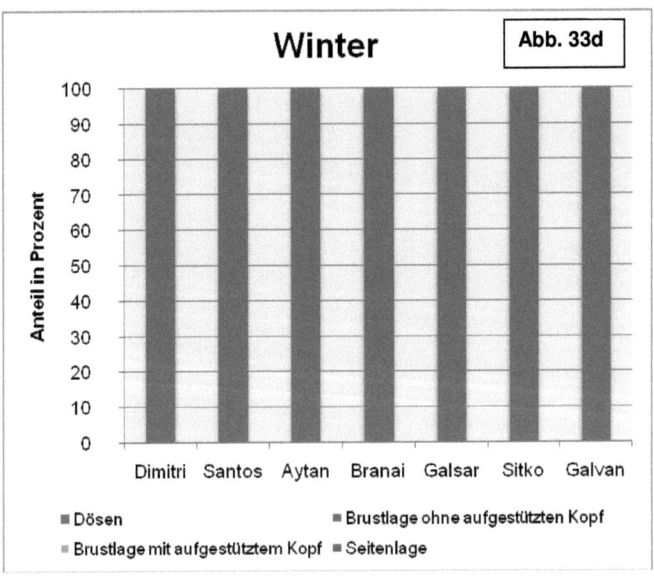

Abbildung 33: Prozentualer Anteil der eingenommenen Ruhepositionen am Gesamtruheverhalten im Jahresverlauf

Tabelle 14: Anteil des Ruheverhaltens in Minuten pro Beobachtungsstunde

		Minuten pro Beobachtungsstunde				% pro Beobachtungsstunde			
		Frühling	Sommer	Herbst	Winter	Frühling	Sommer	Herbst	Winter
Dösen									
	Dimitri	1,38	3,67	3,00	4,58	2,30	6,11	4,99	7,63
	Santos	2,44	3,12	4,82	6,08	4,07	5,21	8,03	10,13
	Aytan	1,24	4,06	4,30	5,29	2,06	6,77	7,17	8,82
	Branai	1,37	3,22	1,59	3,66	2,28	5,37	2,66	6,10
	Galsar	1,81	4,03	1,80	3,69	3,02	6,72	3,01	6,16
	Sitko	2,51	3,55	3,92	4,84	4,19	5,92	6,53	8,06
	Galvan	2,32	4,03	2,53	3,50	3,87	6,72	4,22	5,83
	MW	1,87	3,67	3,14	4,52				
	SEM	0,21	0,15	0,47	0,37				
Brustlage ohne aufgestützten Kopf									
	Dimitri	0,36	0,77	0,00	0,00	0,60	1,28	0,00	0,00
	Santos	0,54	0,78	0,00	0,00	0,89	1,30	0,00	0,00
	Aytan	1,24	0,77	0,00	0,00	2,06	1,28	0,00	0,00
	Branai	0,94	0,48	0,15	0,00	1,57	0,80	0,26	0,00
	Galsar	1,00	0,48	0,12	0,00	1,67	0,80	0,19	0,00
	Sitko	0,40	0,62	0,00	0,00	0,67	1,04	0,00	0,00
	Galvan	1,46	0,40	0,67	0,00	2,44	0,66	1,12	0,00
	MW	0,85	0,61	0,13	0,00				
	SEM	0,16	0,06	0,09	0,00				
Brustlage mit aufgestütztem Kopf									
	Dimitri	0,30	0,18	0,00	0,00	0,50	0,29	0,00	0,00
	Santos	0,07	0,08	0,00	0,00	0,12	0,13	0,00	0,00
	Aytan	0,71	0,16	0,00	0,00	1,19	0,27	0,00	0,00
	Branai	0,24	0,16	0,10	0,00	0,40	0,27	0,16	0,00
	Galsar	0,73	0,49	0,00	0,00	1,21	0,82	0,00	0,00
	Sitko	0,50	0,19	0,10	0,00	0,83	0,32	0,27	0,00
	Galvan	0,75	0,32	0,19	0,00	1,25	0,53	0,32	0,00
	MW	0,47	0,22	0,56	0,00				
	SEM	0,10	0,05	0,03	0,00				
Seitenlage									
	Dimitri	0,05	0,08	0,17	0,00	0,13	0,13	0,03	0,00
	Santos	0,49	0,22	0,00	0,00	0,81	0,37	0,00	0,00
	Aytan	0,46	0,02	0,00	0,00	0,77	0,00	0,00	0,00
	Branai	0,32	0,08	0,10	0,00	0,54	0,13	0,02	0,00
	Galsar	0,05	0,02	0,12	0,00	0,09	0,00	0,02	0,00
	Sitko	0,37	0,08	0,00	0,00	0,62	0,13	0,00	0,00
	Galvan	0,15	0,02	0,00	0,00	0,25	0,00	0,00	0,00
	MW	0,27	0,07	0,06	0,00				
	SEM	0,07	0,03	0,03	0,00				

n = 7 Pferde, 252 h Beobachtungszeit

Ruhen im Stehen bzw. Dösen nahm bei allen Tieren den weitaus größten Teil ihres Gesamtruheverhaltens ein. Stehend geruht wurde in den einzelnen Beobachtungseinheiten im Mittel für eine Dauer von 20,23 min - 25,35 min; Brustlage mit aufgestütztem Kopf wurde für 3,67 min - 11,67 min, Brustlage ohne aufgestützten Kopf für 13,00 - 21,71 min und die Seitenlage für 6,00 min - 12,00 min eingenommen (Tab. 15).

Weder im Hinblick auf die Gesamtdauer der einzelnen Rühepositionen noch in der Gesamtdauer des Ruheverhaltens oder der Anzahl der Einzelsequenzen, in denen die Pferde ruhten, war eine Rangabhängigkeit zu erkennen.

Die durchschnittliche Dauer des Verhaltens „Dösen" pro Pferd und Beobachtungseinheit ergab zwischen den einzelnen Tieren nur geringe Unterschiede. Ruhen in Brustlage ohne aufgestützten Kopf stellte bei allen Tieren das insgesamt zweitlängste Ruheverhalten dar, und Ruhen in Brustlage mit aufgestütztem Kopf sowie Ruhen in Seitenlage wurde je nach Pferd, in unterschiedlichem Ausmaß ausgeführt (Tab. 15). Auch die tägliche Gesamtruhezeit (Abb. 34) lässt ein Überwiegen der Ruhephasen „Dösen" sowie „Ruhen in Brustlage ohne Aufstützen des Kopfes" deutlich erkennen.

Insgesamt ruhten die Tennenloher Pferde je Beobachtungsstunde zwischen 2,3 % - 10,1 % stehend, 0 % - 2,4 % in Brustlage ohne aufgestützten Kopf, 0 % - 1,3 % in Brustlage mit aufgestütztem Kopf und lediglich 0 % - 0,8 % in Seitenlage.

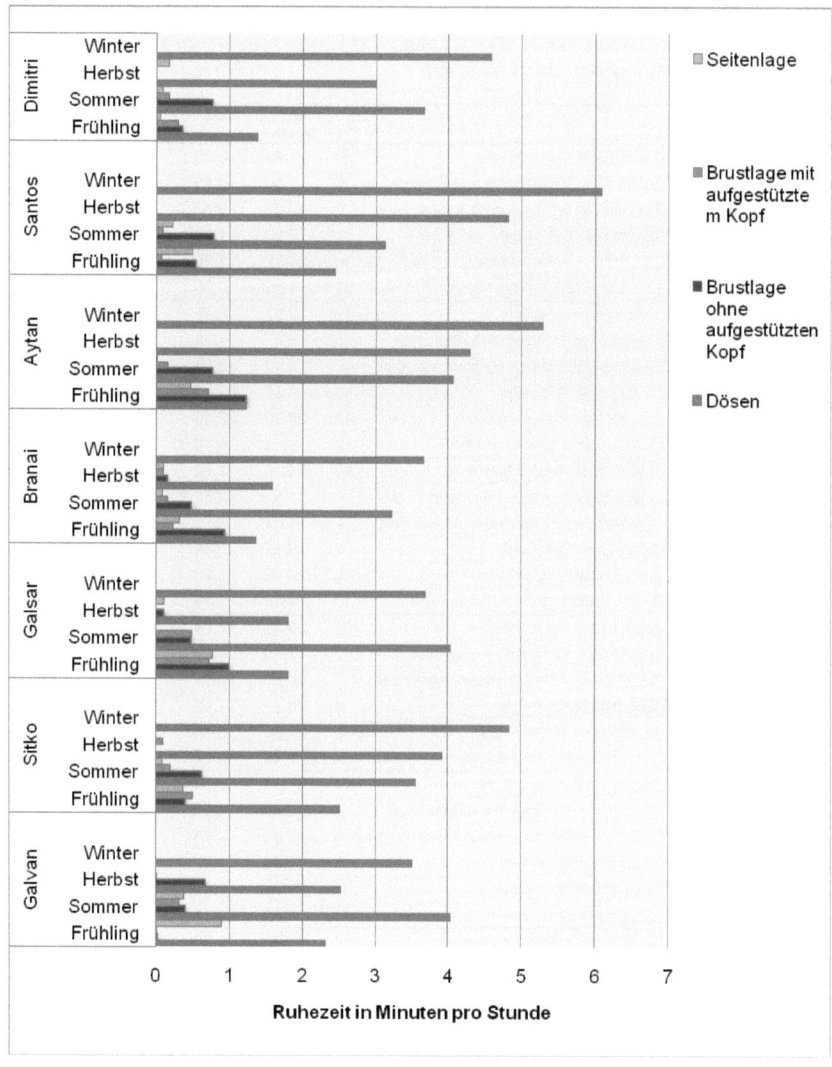

Abbildung 34: Gemittelte Gesamtruhezeit während des Lichttages in Minuten pro Stunde

n = 7 Pferde

Tabelle 15: Gesamtdauer des Ruhens in den jeweiligen Ruhepositionen, Dauer des Gesamtruheverhaltens sowie Dauer der Einzelsequenzen je Beobachtungseinheit in Minuten

Tier		n	MW in min	SEM in min	Min. in min	Max. in min
Dimitri	Gesamtdauer stehend Ruhen	36	21,83	3,00	2	91
	Gesamtdauer Brustlage mit aufgest. Kopf	6	7,00	0,89	5	11
	Gesamtdauer Brustlage ohne aufgest. Kopf	6	13,00	2,62	4	20
	Gesamtdauer Seitenlage	3	6,00	1,53	4	9
	Gesamtdauer Ruheverhalten	36	24,72	3,56	2	116
	Einzelsequenzen Ruheverhalten	37	1,68	0,20	1	7
Santos	Gesamtdauer stehend Ruhen	45	22,87	2,17	3	66
	Gesamtdauer Brustlage mit aufgest. Kopf	3	3,67	1,33	1	5
	Gesamtdauer Brustlage ohne aufgest. Kopf	7	13,43	2,07	9	25
	Gesamtdauer Seitenlage	6	9,17	2,81	2	21
	Gesamtdauer Ruheverhalten	44	26,39	2,43	3	66
	Einzelsequenzen Ruheverhalten	45	1,64	0,13	1	4
Aytan	Gesamtdauer stehend Ruhen	40	23,10	2,69	2	72
	Gesamtdauer Brustlage mit aufgest. Kopf	6	11,67	2,38	5	22
	Gesamtdauer Brustlage ohne aufgest. Kopf	7	21,71	2,63	13	33
	Gesamtdauer Seitenlage	6	6,67	2,38	1	15
	Gesamtdauer Ruheverhalten	40	28,85	3,33	4	96
	Einzelsequenzen Ruheverhalten	41	1,63	0,16	1	4
Branai	Gesamtdauer stehend Ruhen	31	20,23	2,73	1	65
	Gesamtdauer Brustlage mit aufgest. Kopf	5	7,00	1,38	3	10
	Gesamtdauer Brustlage ohne aufgest. Kopf	7	16,71	4,57	4	35
	Gesamtdauer Seitenlage	6	6,17	1,42	3	13
	Gesamtdauer Ruheverhalten	33	24,39	3,56	4	105
	Einzelsequenzen Ruheverhalten	34	1,47	0,14	1	4
Galsar	Gesamtdauer stehend Ruhen	34	21,41	3,75	3	95
	Gesamtdauer Brustlage mit aufgest. Kopf	8	11,50	2,11	5	20
	Gesamtdauer Brustlage ohne aufgest. Kopf	9	13,33	2,88	3	30
	Gesamtdauer Seitenlage	6	11,83	3,77	4	27
	Gesamtdauer Ruheverhalten	34	29,74	4,79	3	115
	Einzelsequenzen Ruheverhalten	34	1,35	0,14	1	5
Sitko	Gesamtdauer stehend Ruhen	37	25,35	3,28	2	96
	Gesamtdauer Brustlage mit aufgest. Kopf	6	9,83	3,79	1	25
	Gesamtdauer Brustlage ohne aufgest. Kopf	5	14,60	3,39	3	21
	Gesamtdauer Seitenlage	3	12,00	6,51	5	25
	Gesamtdauer Ruheverhalten	36	30,00	3,65	2	96
	Einzelsequenzen Ruheverhalten	37	1,65	0,15	1	4
Galvan	Gesamtdauer stehend Ruhen	34	23,44	3,55	3	92
	Gesamtdauer Brustlage mit aufgest. Kopf	10	8,80	1,61	2	15
	Gesamtdauer Brustlage ohne aufgest. Kopf	11	16,64	3,09	3	35
	Gesamtdauer Seitenlage	10	9,80	2,96	1	35
	Gesamtdauer Ruheverhalten	36	31,75	3,83	3	107
	Einzelsequenzen Ruheverhalten	37	1,57	0,16	1	5

n= 84 Beobachtungseinheiten
Beobachtungseinheit = ¼ des Lichttages
(vormittag, mittag, nachmittag, abends)

4.3.4 Ruhen in der Herde und Einzeln

Die Zeiten, die die Pferde im Mittel in der Gruppe ruhend verbrachten, nahmen den größten Teil der insgesamt für die Verhaltensweise Ruhen aufgewendeten Zeit ein.

So ergab sich für die Hengste eine mittlere Ruhedauer pro Beobachtungszeitraum von 9,71 min bis 14,10 min, wobei hiervon 8,05 min bis 11,57 min auf das Ruhen in der Gruppe entfielen (Tab. 16).

Die Pferde ruhten im Mittel zu über 60 % gemeinsam mit ihren Herdengenossen. Auffällig ist dennoch, dass es einen Zusammenhang zwischen der Höhe des prozentualen Anteils des Ruhens in der Gruppe mit der Höhe der Rangordnung zu geben scheint. Während die drei ranghöchsten Pferde nur ca. 60 – 65 % ihrer Ruhezeit in der Gruppe verbrachten, ruhten die übrigen Pferde zu über 70 % ihrer Zeit gemeinsam in der Herde (Tab. 17, Abb. 35).

Tabelle 16: Gesamtdauer des Ruheverhaltens sowie Dauer des Ruhens in der Gruppe bzw. des Einzelruhens in min pro Beobachtungseinheit

Tier		n	Mittelwert in min	SEM in min	Min. in min	Max. in min
Dimitri	Gesamtdauer Ruheverhalten	84	10,87	2,03	0	116
	Dauer Ruhen in der Gruppe	84	8,33	1,95	0	116
	Dauer Einzelruhen	84	2,54	0,70	0	32
Aytan	Gesamtdauer Ruheverhalten	84	14,10	2,23	0	96
	Dauer Ruhen in der Gruppe	84	11,04	2,15	0	96
	Dauer Einzelruhen	84	3,06	0,74	0	29
Santos	Gesamtdauer Ruheverhalten	84	14,04	1,92	0	66
	Dauer Ruhen in der Gruppe	84	10,20	1,80	0	59
	Dauer Einzelruhen	84	3,83	0,92	0	50
Branai	Gesamtdauer Ruheverhalten	84	9,71	1,90	0	105
	Dauer Ruhen in der Gruppe	84	8,05	1,86	0	105
	Dauer Einzelruhen	84	1,67	0,59	0	35
Galsar	Gesamtdauer Ruheverhalten	84	12,04	2,50	0	115
	Dauer Ruhen in der Gruppe	84	10,75	2,49	0	115
	Dauer Einzelruhen	84	1,29	0,46	0	25
Sitko	Gesamtdauer Ruheverhalten	84	13,17	2,25	0	96
	Dauer Ruhen in der Gruppe	84	11,55	2,22	0	96
	Dauer Einzelruhen	84	1,62	0,53	0	26
Galvan	Gesamtdauer Ruheverhalten	84	13,88	2,37	0	107
	Dauer Ruhen in der Gruppe	84	11,57	2,32	0	107
	Dauer Einzelruhen	84	2,31	0,84	0	52

n= 84 Beobachtungseinheiten
Beobachtungseinheit = ¼ des Lichttages
(vormittag, mittag, nachmittag, abends)

Tabelle 17: Anteile Einzelruhen und Gruppenruhen der jeweiligen Przewalskipferde im gesamten Jahr in Prozent

Tier		n	MW in %	SEM in %
Dimitri	Anteil Einzelruhen [%]	37	38,18	7,72
	Anteil Gruppenruhen [%]	37	61,82	7,72
Santos	Anteil Einzelruhen [%]	45	40,57	6,98
	Anteil Gruppenruhen [%]	45	59,43	6,98
Aytan	Anteil Einzelruhen [%]	41	33,39	6,91
	Anteil Gruppenruhen [%]	41	66,61	6,91
Branai	Anteil Einzelruhen [%]	34	26,48	7,36
	Anteil Gruppenruhen [%]	34	73,52	7,36
Galsar	Anteil Einzelruhen [%]	34	25,82	7,45
	Anteil Gruppenruhen [%]	34	74,18	7,45
Sitko	Anteil Einzelruhen [%]	37	26,88	7,09
	Anteil Gruppenruhen [%]	37	73,12	7,09
Galvan	Anteil Einzelruhen [%]	37	28,33	7,32
	Anteil Gruppenruhen [%]	37	71,67	7,32

n= 84 Beobachtungseinheiten

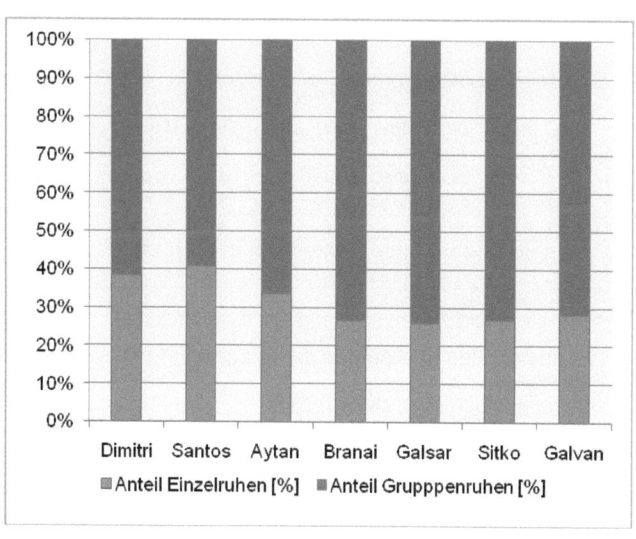

Abbildung 35: Anteile Einzelruhen und Gruppenruhen der Przewalskipferde im gesamten Jahr in Prozent

4.4 Cortisolmetaboliten im Kot

Die Werte der Cortisolmetaboliten im Kot stehen im engen Zusammenhang mit den Jahreszeiten. Bei allen Tieren lagen die Cortisolwerte in den Wintermonaten deutlich am niedrigsten, im Sommer bzw. bei einem Tier im Frühjahr am höchsten (Tab. 18 und Abb. 36, Abb. 37). Die gemittelten Werte errechnen sich aus jeweils drei bis fünf Werten, die pro Monat und Pferd zur Verfügung standen. Die höchsten Cortisolmetabolitenwerte zeigten die Pferde von April bis Juli, ab August sanken die Werte kontinuierlich ab, während es im Oktober noch einmal zu einem sprunghaften Anstieg kam. Eine mögliche Erklärung hierfür ist die zu dieser Zeit herrschende starke Unruhe innerhalb der Herde. Vor allem Leithengst Dimitri stand in ständigem agonistischen Kontakt mit der Dreiergruppe. Im November wurde Salu euthanasiert, woraufhin deutlich mehr Ruhe in die Herde kam. Von November bis Februar sanken die Werte wieder weiterhin ab, wobei im Februar die niedrigste Konzentration herrschte. Im März wurde die Zufütterung mit Heu eingestellt, woraufhin die Cortisolmetabolitenwerte sprunghaft um ein vielfaches anstiegen.

Tabelle 18: Cortisolmetabolitenwerte je Tier und Monat in ng/g Kot

ng/g	Juli	Aug.	Sept.	Okt.	Nov.	Dez.	Jan.	Feb.	März	April	Mai	Juni	MW	SEM
Dimitri	71,70	49,50	36,97	**75,50**	29,82	30,15	17,97	6,30	52,42	60,62	69,97	**100,43**	50,11	7,83
Santos	52,85	37,10	**45,23**	**76,43**	**40,62**	34,45	29,90	8,45	48,02	47,15	57,22	57,72	44,60	4,87
Aytan	**73,40**	**50,62**	43,46	67,60	34,30	34,22	21,32	**13,85**	51,00	47,92	66,47	66,75	40,58	5,51
Branai	**62,93**	34,37	25,70	36,63	21,63	16,80	21,15	4,87	35,20	37,10	44,40	47,85	32,39	4,48
Galsar	58,40	34,15	33,22	58,95	41,20	**36,60**	**31,10**	11,77	**107,45**	72,20	**100,17**	87,17	56,03	8,71
Sitko	**49,90**	20,45	25,42	47,92	19,90	14,67	17,80	5,32	44,87	36,87	42,45	**68,72**	32,86	5,33
Galvan	63,03	22,05	25,17	28,62	26,82	19,75	15,97	10,42	**91,30**	34,87	74,45	74,50	40,58	7,91

(die monatlichen Höchstwerte der einzelnen Pferde sind fett gedruckt)
n= 7 Pferde
Min: 32,39 ng/g; Max: 56,03 ng/g

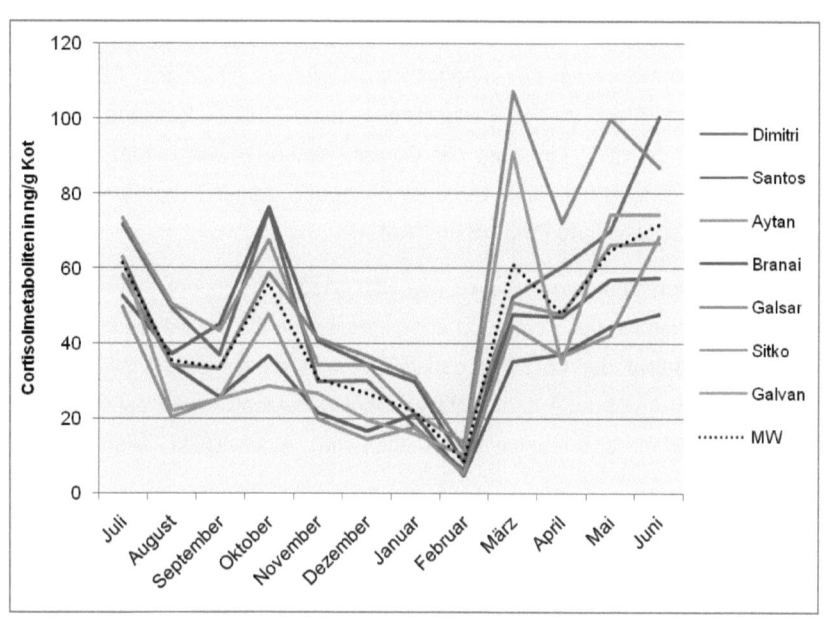

Abbildung 36: Cortisolmetaboliten in ng/g Kot der Przewalskihengste im Jahresverlauf
n= 7 Pferde

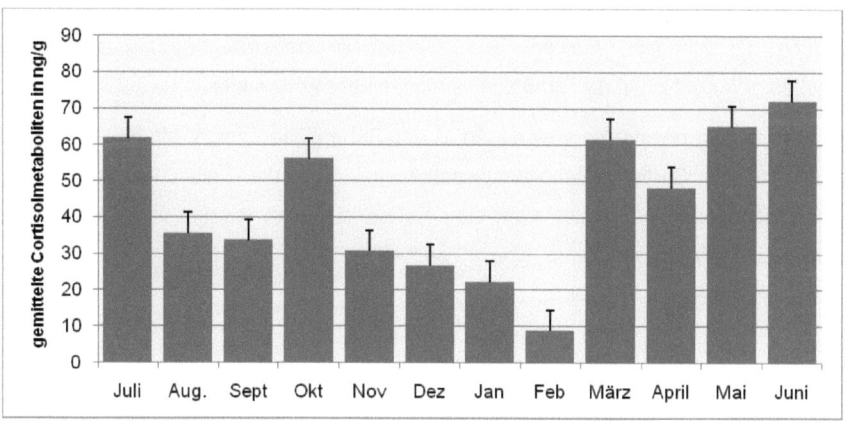

Abbildung 37: Mittelwerte der Cortisolmetabolitenkonzentration im Jahresverlauf
n= 7 Pferde

Eine Abhängigkeit von der Stellung in der Herde ist zu erkennen, so waren die höchsten Cortisolmetabolitenwerte bei den ranghöchsten Tieren zu finden und fielen dann ab, je weiter unten ein Pferd in der Rangordnung stand. Bei Galsar und Galvan, beide rangniedere Pferde, stieg hingegen der Cortisolmetabolitenwert wieder stark an. Sitko, zwar ebenfalls rangniedrig, aber keinerlei Bestreben zeigend, im Rang aufzusteigen, zeigte niedrige GCM - Werte (Tab. 18 und Tab. 19).

Ein direkter Zusammenhang zwischen den Häufigkeiten der beobachteten agonistischen Interaktionen innerhalb der Herde und den gemessenen Cortisolwerten bestand nicht. Im Mittel war es Galsar der trotz des geringen Anteils an nur 6,1 % aller beobachteten Interaktionen mit 56,03 ng/g den höchsten Cortisolmetabolitenwert aufwies, gefolgt von Leithengst Dimitri mit 27,0 % aller Interaktionen sowie einem GCM - Wert von 50,11 ng/g (Tab. 18).

Kurzfristige Ereignisse, wie Rangordnungskämpfe, Wetterumbrüche etc. hatten auf die Konzentration der Cortisolmetaboliten keinen erkennbaren Einfluss. Die sich über Wochen in ihrer Aggressivität steigernden Begegnungen mit der Dreiergruppe schienen allerdings die Höhe der Cortisolausschüttung zu beeinflussen. Nach der Euthanasie von „Salu" und der im Folgenden wesentlich geringeren Aggressivität zwischen den beiden Gruppen sanken auch die GCM - Werte stark ab. Auch die über mehrere Monate anhaltenden Versuche der Hengste „Galvan" und „Galsar", in der Rangordnung aufzusteigen, spiegelten sich deutlich in den erhöhten Cortisolmetaboliten wieder.

Der jahreszeitlich bedingt veränderte Anteil der Ruhephasen zeigte offensichtlich keinen Einfluss auf die Cortisolmetabolitenausschüttung. Trotz der Tatsache, dass sich die Hengste den gesamten Winter nicht zum Ruhen ablegten, wurden in dieser Zeit sehr niedrige GCM - Werte gemessen (Abb. 36 und Abb. 37).

Tabelle 19: Korrelation des ADI und der Cortisolmetaboliten in ng/g Kot

Tier	Jahreszeit		n	MW	SEM	Min.	Max.	Median
Dimitri	Frühling	ADI	24	0,93	0,22	0,78	1,00	1,00
		GCM in [ng/g]	24	61,16	3,85	38,40	87,30	56,90
	Sommer	ADI	16	0,86	0,04	0,67	1,00	0,90
		GCM in [ng/g]	14	77,46	7,29	51,30	124,40	66,40
	Herbst	ADI	20	0,96	0,01	0,94	1,00	0,96
		GCM in [ng/g]	20	49,97	5,28	12,90	82,10	42,50
	Winter	ADI	24	0,98	0,01	0,94	1,00	1,00
		GCM in [ng/g]	24	17,86	2,27	4,20	40,70	14,75
Santos	Frühling	ADI	24	0,62	0,02	0,55	0,73	0,58
		GCM in [ng/g]	24	49,79	2,84	29,20	69,40	53,35
	Sommer	ADI	16	0,63	0,30	0,45	0,77	0,65
		GCM in [ng/g]	15	53,37	4,34	27,50	80,30	52,10
	Herbst	ADI	20	0,69	0,01	0,66	0,73	0,70
		GCM in [ng/g]	18	56,54	4,61	22,20	86,30	50,20
	Winter	ADI	24	0,75	0,13	0,66	0,80	0,78
		GCM in [ng/g]	24	24,89	2,69	4,80	42,20	29,60
Aytan	Frühling	ADI	24	0,64	0,3	0,44	0,75	0,73
		GCM in [ng/g]	24	54,98	3,07	31,80	81,90	52,00
	Sommer	ADI	16	0,74	0,44	0,47	0,89	0,79
		GCM in [ng/g]	16	66,98	3,00	54,40	90,30	63,30
	Herbst	ADI	20	0,47	0,06	0,16	0,73	0,58
		GCM in [ng/g]	20	48,5	4,55	19,90	92,40	44,15
	Winter	ADI	24	0,66	0,02	0,50	0,75	0,73
		GCM in [ng/g]	24	24,14	2,31	4,00	49,50	23,00
Branai	Frühling	ADI	24	0,42	0,37	0,25	0,66	0,34
		GCM in [ng/g]	24	38,38	3,29	11,80	70,30	36,60
	Sommer	ADI	16	0,49	0,1	0,46	0,55	0,47
		GCM in [ng/g]	16	50,19	5,15	28,40	79,60	47,90
	Herbst	ADI	20	0,35	0,20	0,25	0,47	0,40
		GCM in [ng/g]	16	30,53	2,27	16,20	44,10	31,45
	Winter	ADI	24	0,35	0,01	0,30	0,40	0,36
		GCM in [ng/g]	24	14,71	1,76	3,50	28,50	14,00
Galsar	Frühling	ADI	24	0,17	0,03	0,00	0,33	0,17
		GCM in [ng/g]	24	92,94	4,02	64,20	132,30	93,50
	Sommer	ADI	16	0,41	0,24	0,25	0,47	0,47
		GCM in [ng/g]	13	67,13	7,88	26,90	102,20	61,30
	Herbst	ADI	20	0,07	0,31	0,00	0,34	0,00
		GCM in [ng/g]	18	49,58	3,68	24,10	62,90	56,50
	Winter	ADI	24	0,17	0,25	0,00	0,25	0,25
		GCM in [ng/g]	24	27,01	2,72	8,10	43,80	29,75
Sitko	Frühling	ADI	24	0,22	0,25	0,08	0,38	0,20
		GCM in [ng/g]	24	40,22	2,04	24,10	51,90	42,05
	Sommer	ADI	16	0,16	0,01	0,14	0,20	0,15
		GCM in [ng/g]	15	49,17	7,56	21,10	95,00	39,80
	Herbst	ADI	20	0,06	0,13	0,00	0,15	0,08
		GCM in [ng/g]	18	33,4	3,54	14,40	61,90	26,20
	Winter	ADI	24	0,29	0,33	0,08	0,47	0,33
		GCM in [ng/g]	24	12,74	1,33	4,00	26,40	13,45
Galvan	Frühling	ADI	24	0,2	0,45	0,00	0,50	0,10
		GCM in [ng/g]	24	67,29	6,96	26,50	135,20	50,90
	Sommer	ADI	16	0,2	0,22	0,13	0,34	0,17
		GCM in [ng/g]	16	57,4	5,54	22,80	87,10	54,60
	Herbst	ADI	20	0,12	0,26	0,00	0,25	0,12
		GCM in [ng/g]	20	26,51	1,77	10,10	39,90	26,55
	Winter	ADI	24	0,01	0,00	0,00	0,03	0,00
		GCM in [ng/g]	24	15,04	1,31	5,70	32,70	13,45

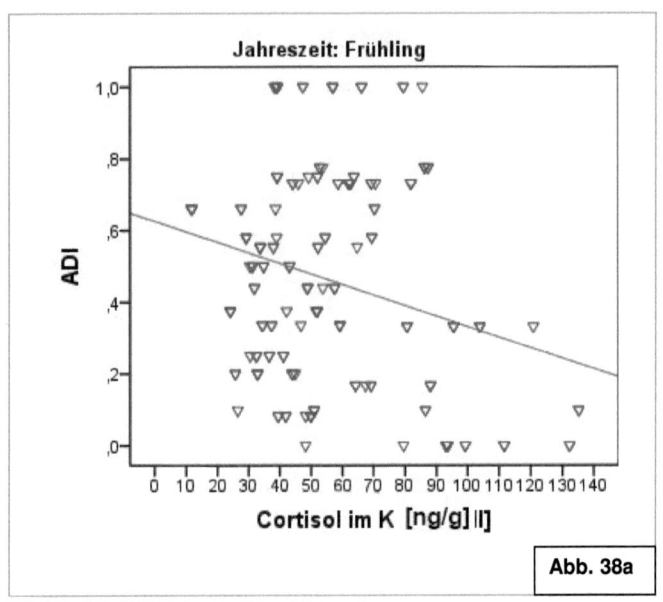

Abb. 38a

R= -0,169, p= 0,028

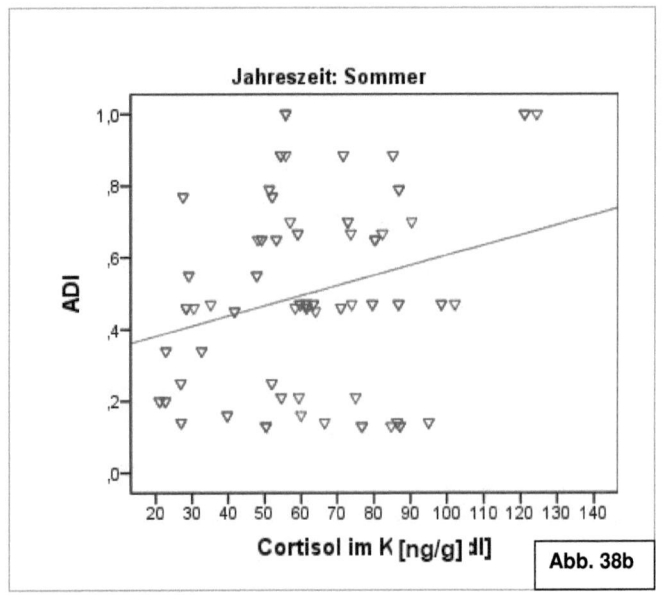

Abb. 38b

R= 0,204, p= 0,037

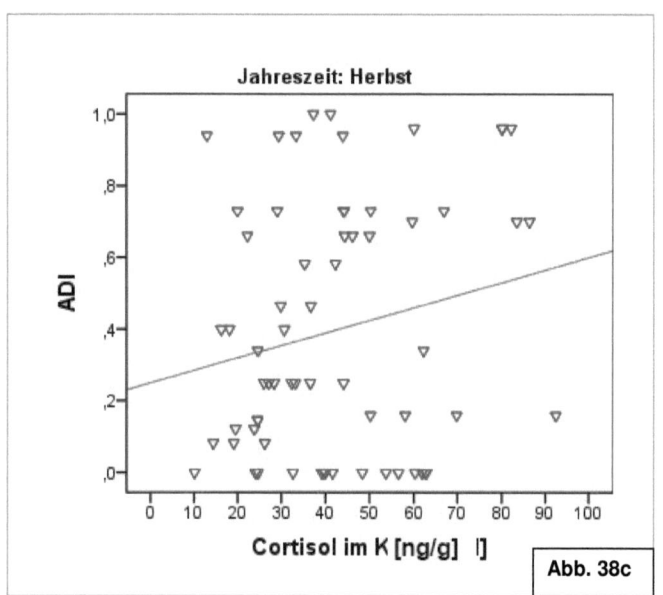

R= 0,152, p= 0,085

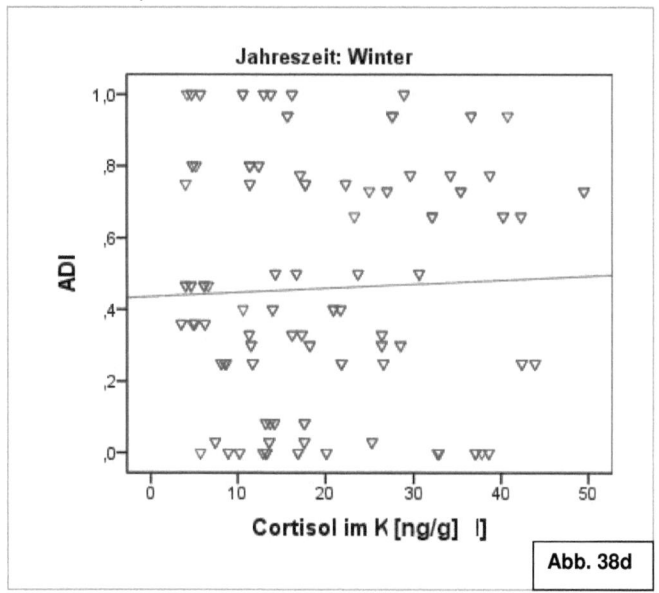

R= -0,031, p= 0,692

Abbildung 38: Korrelation von ADI und Cortisolmetaboliten im Kot in ng/g

In Bezug auf die einzelnen Jahreszeiten zeigte sich für die im Kot gemessenen GCM - Werte und ihre Korrelation mit dem ADI nur eine schwache bis keine und eine nur zum Teil signifikante Korrelation (Tab. 19, Abb. 38).

So zeigte sich für den Frühling eine schwache, aber signifikante negative Korrelation (R= - 0,169, p= 0,028) und für den Sommer eine schwache signifikante positive Korrelation (R= 0,204, p= 0,037). Im Herbst und Winter gab es keine signifikanten Korrelationen.

5 DISKUSSION

5.1 Kritik an der Methode

In der vorliegenden Untersuchung wurde eine Junggesellenherde Przewalskipferde im Tennenloher Forst über den Zeitraum eines Jahres jeweils an zwei Tagen im Monat von Sonnenaufgang bis Sonnenuntergang beobachtet. An die Anwesenheit der Beobachterin wurden die Pferde zuvor gewöhnt, dennoch sind Änderungen im Normalverhalten, bedingt durch den Störfaktor Mensch, nicht gänzlich auszuschließen.

Die auch nach der Gewöhnungszeit bestehende starke Beunruhigung der Pferde bei Dunkelheit und das damit verbundene hohe Risiko für Mensch und Tier machte eine Nachtbeobachtung unmöglich.

Während der Beobachtungszeit kamen Pferde dazu bzw. wurden aus der Herde genommen. Diese Veränderungen übten zum Teil einen nicht unerheblichen Einfluss auf einzelne Verhaltensweisen sowie die Cortisolmetabolitenausscheidung aus.

Ein Großteil der vorliegenden Untersuchungen besteht aufgrund der kleinen Tierzahl von sieben beobachteten Pferden aus deskriptiver Statistik.

5.2 Rangordnung und Sozialstruktur der Tennenloher Pferde

Die Rangfolge der Herde wurde jeweils monatlich aus den pro Beobachtungszeitraum ausgewerteten agonistischen Interaktionen mittels ADI berechnet. Diese Methode, die HEMELRIJK et al. (2005) nach dem Vergleich von fünf verschiedenen Methoden zur Rangbestimmung als empfehlenswert beschreiben, wurde in Tennenlohe bereits von KRÜGER und FLAUGER (mündl.) angewendet, wobei sehr gute Ergebnisse erzielt wurden. Eine Wertung einzelner Interaktionen nach Aggressivität (KEIPER und SAMBRAUS, 1986; HOUPT und KEIPER, 1982) oder eine Einteilung in Verteidigungsstrategien und agonistische Aktionen (FEH, 1988) erfolgte nicht. Auch für die vorliegende Studie erbrachte die Anwendung des ADI sehr gute Ergebnisse.

Die Rangfolge der Tennenloher Junggesellenherde korrelierte positiv mit dem Alter des jeweiligen Hengstes. Ältere Tiere standen in der Rangordnung weiter oben. Einen Zusammenhang nicht nur mit dem Alter, sondern auch mit Größe und Gewicht der Pferde bestätigen zahlreiche Untersuchungen (ELLARD und CROWELL-DAVIS, 1989; FEIST und MC CULLOUGH, 1976; GRÖNGRÖFT, 1972; GRZIMEK, 1949; KEIPER und SAMBRAUS, 1986; KOLTER und ZIMMERMANN, 2001).

HOUPT et al. (1978) widersprechen dieser These und machen das Körpergewicht, aber nicht das Alter des Pferdes für die Rangposition verantwortlich. TILSON et al. (1988), die ebenfalls eine Przewalskihengstherde beobachteten, sprechen hingegen dem individuellen Temperament die entscheidende Rolle zu. HEITOR und VICENTE (2010) stellten bei einer Junggesellengruppe Sorraia-Pferde eine lineare Rangfolge fest, die in keinem Zusammenhang mit Alter, Gewicht, Größe oder Aggressivität stand.

Auch die Reihenfolge in der die Pferde nach Tennenlohe kamen, zeigte einen Zusammenhang mit der Rangfolge. Ob dies allerdings Zufall war, da die Pferde in diesem Fall dem Alter nach ins Gehege kamen oder ob wirklich das Alter alleine ausschlaggebend für die Rangposition war, konnte nicht abschließend geklärt werden, hierzu wären weitere Untersuchungen notwendig.

5.3 Agonistische und freundliche Interaktionen

RANSOM und CADE (2009) beschreiben das Drohen als die häufigste Form agonistischen Verhaltens, erst an vierter Stelle führen sie, nach Wegdrängen und Verjagen, Interaktionen mit Kontaktaufnahme wie Beißen und Schlagen an. LEHMANN (2000) bestätigt, dass in einer Herde mit bereits bestehender Rangordnung die Verhaltensweisen am häufigsten gezeigt werden, die am wenigsten Aggressivität beinhalten. Kontaktlose agonistische Interaktionen, wie Platzverweis oder Halsdrohung, nahmen mehr als 2/3 der von ihr beobachteten agonistischen Interaktionen ein. Bei wildlebenden Ponyherden stellten kontaktlose Interaktionen, im einzelnen Platzverweis, Beißdrohungen und Schlagandrohungen, mit 65 % fast 2/3 der agonistischen Interaktionen dar (KEIPER und SAMBRAUS, 1986). Beobachtungen zweier Przewalskipferdeherden in einem Semi-Reservat bestätigten dieses Ergebnis, auch hier überwogen deutlich die kontaktlosen Interaktionen mit Platzverweisen, Beißdrohen und

Schlagandrohungen (KEIPER und RECEVEUR, 1992).

Die Tennenloher Przewalskis zeigten mit 82,7 % aller Interaktionen deutlich mehr kontaktlose agonistische Interaktionen als solche mit Körperkontakt. Hier überwogen vor allem Drohschwingen und Beißdrohen. Die Zahl der agonistischen Interaktionen korrelierte sehr stark positiv und signifikant mit der Stellung des Tieres innerhalb der Herde ($R=0,964$, $p<0,001$). Je höher der Rang, desto mehr agonistische Interaktionen gingen von dem jeweiligen Tier aus.

So reichten die Interaktionen von 137 Interaktionen bzw. 27,0 % beim Leithengst der Herde bis zu 26 Interaktionen bzw. 5,1 % für das Omegatier. HOUPT et al. (1978), LEHMANN (2000) und WINTHER CHRISTENSEN et al. (2002) postulieren ebenfalls eine positive Korrelation zwischen Aggressivität und Rangposition. BEILHARZ und ZEEB (1982) hingegen vertreten die Meinung, dass dominante Tiere vermutlich in der Vergangenheit aggressiv waren, um ihre Position zu erringen, dass aber diese Tiere in ihrer ranghohen Stellung nicht mehr zwangsläufig aggressiv sein müssen. Die Anzahl der agonistischen Aktionen in Tennenlohe stieg vom Frühjahr bis zum Sommer hin an und fiel im Herbst wieder ab. Im Dezember wurde nur eine sehr geringe Anzahl an Interaktionen beobachtet, im Januar erfolgte ein plötzlicher Anstieg, der sich zum Großteil auf agonistische Interaktionen an der Futterstelle zurückführen lässt. Hinsichtlich der jahreszeitlichen Verteilung der agonistischen Interaktionen machte ROTH (2002), ebenfalls mit Przewalskipferden, ähnliche Beobachtungen.

Im Tagesverlauf der Herde zeigte sich, den Nachmittag mit 34,8 % ausgenommen eine relativ gleichmäßige Verteilung der agonistischen Interaktionen mit 21,4 % am Vormittag, 24,2 % am Mittag sowie 19,6 % am Abend. Insgesamt wurden in der Tennenloher Herde 2,1 agonistische Interaktionen pro Stunde gezählt. Auf ein sehr ähnliches Ergebnis kamen CLUTTEN-BROCK et al. (1976), die bei Highlandponys 1,9 Aktionen/ Stunde zählten. Eine wesentlich größere Anzahl Interaktionen bei Przewalskipferden beschreiben KEIPER und RECEVEUR (1992) mit 8,89 bzw. 10,36 Aktionen/ Stunde und LEHMANN (2000) mit sogar 17,3 bzw. 17,7 Aktionen/ Stunde.

Freundliche Sozialkontakte waren bei den Tennenloher Pferden nicht rangabhängig, eher spielten hier persönliche „Freundschaften" bzw. Vorlieben zwischen den Pferden eine Rolle. Eine negative Korrelation zwischen dem Rang eines Pferdes und der Anzahl der nicht- agonistischen Interaktionen, wie bei KEIPER und RECEVEUR (1992) sowie FEH und DE MAZIERES (1988) war nicht erkennbar.

Eine jahreszeitliche Abhängigkeit könnte hier mit der Zeit des Fellwechsels zusammenhängen, die meisten freundlichen Interaktionen wurden im Frühling (32,8 %) und im Herbst (31,1 %) beobachtet. Der prozentuale Anteil im Sommer und Winter lag bei 14,8 % bzw. 21,3 %.

Mit im Jahresmittel pro Stunde durchschnittlichen 1,7 freundlichen Interaktionen standen diese den 2,1 agonistischen nicht viel nach. Insgesamt machten die freundlichen Interaktionen 45 % der gesamten Interaktionen aus, die agonistischen 55 %.

KOLTER und ZIMMERMANN (2001) konnten mit 60 % - 95 % der Gesamt-interaktionen deutlich mehr nicht-agonistische Verhaltensweisen beobachten. In Tennenlohe fiel die Verteilung mit 45 % nicht-agonistischen Interaktionen und 55 % agonistischen Interaktionen eher zugunsten der agonistischen Interaktionen aus.

Insgesamt allerdings hielt sich, gerade im Vergleich mit den Zahlen anderer Studien, auch die Anzahl der agonistischen Interaktionen im Rahmen. Diese führten übers gesamte Beobachtungsjahr zwar immer wieder zu kleineren Schrammen, ernsthafte Verletzungen blieben jedoch aus.

5.4 Geländenutzung

Die Tennenloher Hengste bevorzugten eindeutig Offen- und Heideflächen, die im Verlauf der Jahreszeiten, abhängig vom Bewuchs, unterschiedlich intensiv zur Nahrungsaufnahme und zum Ruhen genutzt wurden. Im Frühling und Frühsommer nutzten sie vorwiegend die zu dieser Zeit gut bewachsene Offenfläche, wandten sich im Sommer der vermehrten Nutzung der Heideflächen zu und bevorzugten in den Herbstmonaten erneut die Offenflächen. Im Oktober und November wurde zudem am Waldrand nach Nahrung gesucht, auch Kiefernschößlinge sowie Pilze zählten in dieser Zeit zum Nahrungsspektrum. Im Winter diente die Heide, und in der Zeit der Zufütterung der Waldrand als bevorzugter Aufenthaltsort. Die Winterfütterung fand am Waldrand statt und die Pferde verweilten somit lange an den Futterstellen. Insgesamt hielten sie die Pferde mit 54,8 % und 30,9 % vorwiegend auf Heideflächen und Offenflächen auf.

MASSE und CÔTÉ konnten 2009 ähnliches bei einer Gruppe Weißwedelhirsche beobachten. VOLF (1996) beschreibt, dass sich die Wanderungen wildlebender Przewalskipferde nach dem Nahrungsangebot richten und auch BOUMAN (1986) nennt als Hauptanforderungen an ein von Przewalskipferden genutztes Gebiet Nahrung, Wasser und Schutzgelegenheiten. Bezüglich der Schutzgelegenheiten gaben die Tennenloher Przewalskipferde allerdings auch bei widrigen Witterungsverhältnissen der offenen Fläche den Vorzug. Einen Unterstand, wie ihn von KUHNE (2003) beobachtete Araberpferde teilweise zur Ausübung ihres Ruheverhaltens nutzten, würden zumindest diese Przewalskipferde sicher nicht annehmen. Unbeeindruckt von Niederschlägen, großer Hitze oder kalten Temperaturen hielten sich die Pferde wann immer möglich bevorzugt auf der freien und überschaubaren Fläche auf und ignorierten zumeist den Wald als natürlichen Witterungsschutz.

Auch gegen die vor allem im Frühsommer starke Insektenplage wussten sich die Pferde selbst zu helfen. So konnte einige Male beobachtet werden, wie sich die Hengste zuvor abgebissene junge Kiefernäste über den Kopf legten. Beim Bewegen des Kopfes bewegten sich so auch die Kiefernnadeln mit und dienten als natürliche Fliegenmaske. Ob die Pferde dies aus reinem Spielverhalten taten oder dieses Verhalten wirklich als bewusster mechanischer Insektenschutz zu verstehen ist, lässt sich natürlich nicht mit Sicherheit sagen. Allerdings wurde dieses Verhalten ausschließlich in Zeiten hoher Insektenbelastung beobachtet.

Aus welchen Gründen die Przewalskipferde in den Monaten Juli und August regelmäßig den im Gehege wachsenden Adlerfarn aufnahmen bzw. warum die Aufnahme dieser aufgrund ihres hohen Gehaltes an Thiaminase als stark giftig (www.vetpharm.uzh.ch/clinitox/pdf/toxpdf.htm, 02.02.2011) eingestuften Pflanze ohne Auswirkungen blieb, ist nicht bekannt. Im Allgemeinen scheinen Przewalskipferde gegenüber der Aufnahme giftiger Pflanzen unempfindlicher als ihre domestizierten Verwandten zu sein. Auch Besenginster, der in den Herbst- und Wintermonaten in großen Mengen gefressen wurde, wird als zumindest schwach giftig eingestuft (www.vetpharm.uzh.ch/clinitox/pdf/toxpdf.htm, 02.02.2011), dennoch zeigten die Pferde auch hier keinerlei Beeinträchtigungen nach der Aufnahme.

Przewalskipferde haben in ihren Ursprungsgebieten - den Steppengebieten in Kasachstan, der Mongolei und China - mit stark schwankenden Temperaturen sowie deutlich geringeren Niederschlägen als in Deutschland zu kämpfen. Eine ganzjährige Freilandhaltung unter deutschen Klimabedingungen stellt für sie - eine ausreichende Gewöhnung vorausgesetzt - daher sicherlich keine große Herausforderung dar. Die geringeren Niederschlagsmengen im Ursprungsgebiet vor allem zwischen Oktober und März erklären, warum die beobachteten Przewalskipferde im Vergleich mit domestizierten Pferden mit äußerst geringen Wassermengen und einem nur einmal täglichen Gang zur Wasserquelle auskommen.

5.5 Ruheverhalten innerhalb der Hengstherde

5.5.1 Ruheplätze im Gelände

Vor allen Dingen das Ruhen betreffend, zeigten die Hengste klare Präferenzen an ein von ihnen gewähltes Gelände. Längere gemeinsame Ruhepausen fanden ausschließlich auf Heide- und Offenflächen statt. Abliegen wurde lediglich auf trockenen, bevorzugt von der Sonne angewärmten Offenflächen beobachtet. Beobachtungen von VAN DIERENDONCK (1996) verifizieren, dass Przewalskipferde bestimmte Habitate für bestimmte Aktivitäten bevorzugen. Wildpferde benötigen zur vollständigen Ausübung ihres Ruheverhaltens demnach Offenflächen bzw. Kurzgrasflächen, die bei trockener Witterung abtrocknen und im besten Fall erhöht im Gelände liegen (IHLE, 1984; ZEITLER-FEICHT, 2008).

Die Tennenloher Przewalskipferde ruhten zu über 60 % im Herdenverband. Unabhängig von der Herde konnten im Laufe des Tages lediglich kurze Pausen dokumentiert werden, für die, wie auch bei Beobachtungen von ZEITLER-FEICHT (2008), keine besondere Platzwahl erfolgte.

Die Höhe des Anteils an Ruhen in der Gruppe scheint rangbedingt zu sein, wobei ranghohe Pferde weniger häufig in der Gruppe ruhen (60 – 65 %) als Rangniedere (über 70 %). Eine mögliche Erklärung hierfür liegt in dem Schutz, den der Herdenverband dem Fluchttier Pferd bietet und den rangniedere Tiere offensichtlich vermehrt in Anspruch nehmen.

5.5.2 Ruheverhalten im Tages - und Jahresverlauf

In der Literatur finden sich zumeist tägliche Ruheanteile von ca. 20 % - 30 % (BOYD et al. 1988; DUNCAN, 1980; KUHNE, 2003; ZEEB, 1998) pro 24 Stunden. Nur wenige, wie beispielsweise FADER (2002) und RUCKEBUSCH (1972) beschreiben geringere Zahlen um die 10 %.

Im Rahmen der vorliegenden Studie wurde die Junggesellenherde jeweils von Sonnenaufgang bis Sonnenuntergang beobachtet, ein direkter Vergleich mit 24 h-Beobachtungen ist daher schwierig. Aufgrund des im Vergleich zur Literatur wesentlich geringeren Anteils des dokumentierten Ruheverhaltens von 6 % – 8 % pro Beobachtungstag ist allerdings anzunehmen, dass auch die Przewalskipferde in Tennenlohe einen Großteil ihres Ruheverhaltens nachts ausüben und daher tagsüber nur ein geringer Anteil des gesamten Ruhens beobachtet werden konnte.

Das Ruheverhalten der Pferde in Tennenlohe war zudem stark abhängig von Jahreszeit und Witterung, bei nassem Bodengrund und kalter Witterung legten sich die Tiere nicht mehr ab (BOGNER und GRAUVOGL, 1984; TYLER, 1972).

Im Spätherbst bis in den frühen Winter hinein wurde das Ruheverhalten zugunsten der Nahrungsaufnahme stark eingeschränkt. Erst in den Monaten, in denen eine Zufütterung mit Heu erfolgte -von Ende Dezember bis März- schliefen die Tiere wieder deutlich mehr.

Auch nach Ende der Zufütterung im März war ein Einbruch im Ruheverhalten zu verzeichnen, der mit hoher Wahrscheinlichkeit auf die Notwendigkeit der verstärkten Nahrungssuche zurückzuführen ist. So lagen die mittleren Anteile der Ruhezeiten pro Beobachtungstag im Frühjahr und Herbst mit 5,63 % bzw. 5,83 % deutlich niedriger als im Sommer und Winter (7,72 % bzw. 7,53 %).

ZEITLER-FEICHT (2008) beschreibt eine ebensolche Abhängigkeit des Ruheverhaltens vom Nahrungsangebot. Ist es reichhaltig, steht mehr Zeit zum Ruhen und für andere Aktivitäten zur Verfügung. Bei kargem Futteraufwuchs wurde hingegen das Ruhen auf das absolut notwendige Maß verkürzt. Pferde richten sich hinsichtlich der Ruhezeiten stark nach klimatischen Gegebenheiten (IHLE, 1984). BERGER et al. (1999) beobachteten bei Przewalskipferden im Winter ein im Durchschnitt höheres tägliches Ruheverhalten (48,4 % ± 15,4 %) als im Sommer (30,7 % ± 29,6 %).

KUHNE (2003) beobachtete hingegen keine Veränderung des Ruheverhaltens im Jahresverlauf. Dies führte sie darauf zurück, dass die Araberpferde zwar ganzjährig im Freien gehalten wurden, aber auch im Winter immer ausreichend Heu und Kraftfutter zur Verfügung stand.

Weiterhin nahmen die Pferde, trotz verschiedener individueller Ruhepausen, die jedes Pferd gelegentlich unabhängig von der Herde einnahm, festgelegte gemeinsame Hauptruhephasen wahr. Diese konnten in Tennenlohe am Vormittag zwischen ca. 8:00 - 10:30 Uhr und um die Mittagszeit von ca. 13:00 - 14:30 Uhr beobachtet werden. Letztere verschob sich im Sommer in den späteren Nachmittag von ca. 16:00 - 18:00 Uhr. Dies deckt sich mit den Beobachtungen von IHLE (1984), die Hauptruhephasen im Tagesrhythmus der Pferde morgens, gegen Mittag und nachts beschreibt. Auch WOLLENWEBER (2007) beobachtete Ruhephasen zwischen 8:00 und 10:00 Uhr sowie eine zweite Ruhephase mittags zwischen 14:00 - 17:00 Uhr. Sie beschreibt weiterhin eine dritte Ruhephase von 18:00 - 20:00 Uhr, die anhand eigener Beobachtungen so nicht bestätigt werden kann.

5.5.3 Ruhestadien

Ruhestadien werden häufig bestimmten Ruhepositionen gleichgesetzt, obwohl neuere Erkenntnisse belegen, dass die verschiedenen Schlafstadien in unterschiedlichen Ruhepositionen durchlaufen werden können (HASSENBERG, 1971; JAWOROWSKA, 1976; WÖHR und ERHARD, 2006). So entspricht in zahlreichen Publikationen „Dösen" dem Ruhen im Stehen, „Schlummern" dem Ruhen in Brustlage und „Tiefschlaf" dem Ruhen in Seitenlage.

Auch in Tennenlohe war lediglich eine rein visuelle Beobachtung der eingenommenen Ruhepositionen möglich, eine genauere Unterscheidung in die einzelnen Schlafstadien konnte nicht vorgenommen werden. Nachdem allerdings die Pferde von Frühling bis zum Herbst immer weniger und kürzere Zeit im Liegen ruhten, bis sie im gesamten Winter sogar gänzlich auf liegendes Ruhen verzichteten, ist jedoch anzunehmen, dass im Stehen auch zuweilen tiefe Schlafstadien stattfanden. Interessanterweise sinkt im Winter die Cortisolmetabolitenkonzentration im Kot, so dass ein „nicht-Liegen" scheinbar keinen bedeutenden Stressfaktor für die Pferde darstellt.

Stehend geruht wurde im Durchschnitt pro Ruhephase für eine Dauer von 20,23 min - 25,35 min. Wesentlich kürzer und seltener wurden Ruhestadien im Liegen ausgeführt. So nahm Liegen in Brustlage mit aufgestütztem Kopf lediglich eine durchschnittliche Dauer von 3,67 min - 11,67 min, Liegen in Brustlage ohne aufgestützten Kopf 13,00 min - 21,71 min und Liegen in Seitenlage sogar nur 6,00 min – 12,00 min ein.

Die Ergebnisse von KUHNE (2003), mit einer durchschnittlichen Dauer je Aktion tagsüber pro Pferd von 12,92 min - 23,97 min für die Verhaltensweise Dösen, 0 min - 10,56 min für Schlummern und 0 min - 0,25 min für Tiefschlaf ergeben ähnliche Werte.

Bezogen auf eine Beobachtungsstunde ruhten die Tennenloher Hengste je Beobachtungsstunde zwischen zwischen 2,3 % - 10,1 % stehend, 0 % - 2,4 % in Brustlage ohne aufgestützten Kopf, 0 % - 1,3 % in Brustlage mit aufgestütztem Kopf und lediglich 0 % - 0,8 % in Seitenlage.

Die Liegedauer korreliert bei FADER (2002) positiv mit der Höhe der sozialen Stellung in der Herde. Das beschreibt sie sowohl für die Bauch- als auch für die Seitenlage und damit für die gesamte Liegedauer.

Diese Beobachtung konnte bei den Tennenloher Hengsten nicht bestätigt werden. Weder der prozentuale Anteil der einzelnen Ruhephasen noch die Gesamtruhezeit ergaben einen Zusammenhang mit der sozialen Stellung innerhalb der Herde. Rangniedere Pferde ruhten ebenso lange wie ranghohe Tiere, sie übten ebenso alle Ruhestadien aus.

Die Ergebnisse erlauben die Schlussfolgerung, dass eine naturnahe Haltung im Junggesellenverband das Schlafverhalten betreffend keine Beeinträchtigung für rangniedere Pferde bedeutet.

5.6 Cortisolmetaboliten als Stressindikator

Die weitestgehend stressfreie Methode der Bestimmung von GCM im Kot ist mittlerweile etabliert, dennoch gibt es zahlreiche Faktoren, die die Nützlichkeit dieser Methode in Frage stellen können. Beachtung finden muss unter anderem die korrekte Sammelmethode, die aktuelle Diät der Tiere sowie die korrekte Aufbewahrung der Proben bis zur Analyse (MILLSPAUGH und WASHBURN, 2004; MÖSTL und PALME, 2002).

Verschiedene Autoren ermittelten Darmpassagezeiten von ca. 24 h für Cortisolmetaboliten bei Haus- und Wildpferden (KUNTZ et al., 2006; MERL et al., 2000; MÖSTL und PALME, 2002; PALME et al., 1996) so dass für die vorliegende Untersuchung eine Kotprobenentnahme 24 h nach der vorangegangenen Beobachtung gewählt wurde.

Obgleich das Vorhandensein von Tagesschwankungen in der Cortisolausschüttung bekannt ist, sind diese, gerade beim Pferd als Hindgut-Fermenter, bei der Messung von GCM - Werten im Kot eher zu vernachlässigen (TOUMA und PALME, 2005). Die Kotproben mussten den einzelnen Pferden zuzuordnen sein, daher wurden sie während der Beobachtungen genommen, sobald sich Gelegenheit dazu ergab, was zum Teil unterschiedliche Tageszeiten mit sich brachte. Allerdings wurden monatliche Mittelwerte aus allen Proben einer Beobachtung erstellt, um eventuelle Fehlmessungen zu minimieren.

Eine weitere Methode, um mögliche Effekte durch den Zeitpunkt der Probenentnahme zu vermeiden stellt die Sammelkotprobe eines Individiums über 24 h dar. Solche Poolproben repräsentieren den hormonellen Status eines Tieres sehr genau, individuelle Schwankungen oder Veränderungen werden kompensiert (TOUMA und PALME, 2005).

Direkt nach dem Kotabsatz beginnt die bakterielle Zersetzung der Cortisolmetaboliten, die die gemessenen Werte ebenfalls stark beeinflussen kann. Durch sofortige Kühlung wurde versucht, dieser Zersetzung so gut als möglich entgegenzuwirken. Die Proben wurden zudem jeweils am Ende eines Beobachtungszeitraums, d.h. am selben Tag, bei -20 °C eingefroren.

Ein Vergleich der ermittelten GCM mit den Ergebnissen weiterer Studien oder gar die Erhebung von Referenzwerten gestaltete sich schwierig. Trotz zahlreicher Publikationen gab es aufgrund verschiedenster untersuchter Spezies, variabler Fragestellungen und unterschiedlicher Studienbedingungen kaum direkte Vergleichsmöglichkeiten.

Für Hauspferde werden Cortisolmetaboliten im Kot als stark schwankende Werte, in Extremen zwischen 1,3 ng/g (GORGASSER et al., 2007) und 779 ng/g (BERGHOLD et al., 2007) angegeben. Ein Großteil der hier verwendeten Literatur beschreibt jedoch Werte zwischen ca. 3 ng/g – 200 ng/g (BERGHOLD et al., 2007; DAMBERGER, 2009; GORGASSER et al., 2007; JAKUBOWSKA et al., 2010; MERL et al., 2000; NIEDERHÖFER, 2009; SCHMIDT et al., 2010).

Die mittleren Cortisolmetabolitenwerte der Tennenloher Pferde reichten von 4,87 ng/g - 107,45 ng/g, wobei die niedrigsten Werte in den Wintermonaten und die höchsten zumeist im Sommer zu finden waren.

Je nach Pferd fanden sich Mittelwerte zwischen 32,39 ng/g bis 56,03 ng/g, die unabhängig von exogenen Einflüssen zudem starken individuellen Schwankungen unterlagen. Auch DAMBERGER (2009) beobachtete derartige Schwankungen. MILLSPAUGH und WASHBURN (2004) beschreiben jahreszeitenabhängige Schwankungen, die je nach Verfügbarkeit und Nährwert der Nahrungsressourcen auftreten.

Folglich könnten auch bei den Tennenloher Przewalskipferden Veränderungen der gemessenen Werte aufgrund der Aufnahme jahreszeitlich unterschiedlicher Futterkomponenten erwartet werden.

Der Mittelwert aller in Tennenlohe gemessenen Proben liegt im Mittel mit 42,45 ng/g eher im unteren Bereich im Vergleich mit Werten der oben angeführten Hauspferde.

Wie bereits angeführt nehmen nicht nur endogene Faktoren Einfluss auf die Cortisolproduktion, auch umweltbedingte Faktoren, wie Futterentzug oder schlechte Futterqualität spielen eine große Rolle. So stieg bei Futterentzug das zirkulierende Cortisol sowohl bei Elefanten (FOLEY et al., 2001), als auch bei Großohrhirschen an (SALTZ und WHITE, 1991).

Des Weiteren werden deutliche Effekte von Geschlecht, Tageszeit, Jahreszeit diskutiert (TOUMA und PALME, 2005). So stellten beispielsweise TAILLON und CÔTÉ (2008) bei Weißwedelhirschen einen Abfall des fäkalen Glukokortikoidlevels im Winter fest. Die GCM- Werte der Tennenloher Hengste hatten ebenfalls im Winter ihren Tiefpunkt, während von April bis Juli die höchsten Werte gemessen wurden. Ab August sanken die Werte kontinuierlich ab, während es im Oktober noch einmal zu einem sprunghaften Anstieg kam. Eine mögliche Erklärung hierfür ist die zu dieser Zeit herrschende starke Unruhe innerhalb der Herde. Vor allem Leithengst Dimitri stand in ständigem agonistischen Kontakt mit der Dreiergruppe, bis im November Hengst „Salu" euthanasiert wurde. Dieser sich auf alle Pferde übertragende Stress, sowie die plötzliche Ruhe nach dem Wegfall dieses „Stressors", spiegelte sich in den GCM-Werten der gesamten Herde wieder.

Von November bis Februar sanken die Werte weiterhin ab, wobei die niedrigste Konzentration im Februar herrschte. Das Wegfallen der Winterfütterung Ende März bedingte erneut einen plötzlichen GCM - Anstieg in der gesamten Herde. Dieser extreme Anstieg spricht für ein großes Stresspotential auch bei Pferden mit augenscheinlich guter Kondition. Aufgrund dieser Ergebnisse wäre daher für Przewalskipferde in seminatürlicher Haltung eine Winterfütterung für alle Pferde sowie ein langsames Ausschleichen bis in die Frühjahrsmonate hinein dringend notwendig.

Da die Hengste in Tennenlohe keinerlei Kontakt zu Stuten hatten und zum Zeitpunkt der Beobachtungen maximal sechs Jahre alt waren, ist anzunehmen, dass der Reproduktionsstatus – von KEAY et al. (2006) als möglicherweise ebenfalls Einfluss nehmenden Faktor beschrieben - keine übermäßige Rolle spielte.

Auch der Einfluss von Schwankungen im Testosteronspiegel bzw. der Abbaumetaboliten des Testosterons sind bei GCM- Messungen bei Pferden zu vernachlässigen. Zum einen sind im Kot gemessene Testosteron-Konzentrationen und auch ihre Metaboliten mit Zahlen von ca. 2,9 ng/g bis 1,7 ng/g (KHALIL et al., 2009; OPALKA et al., 2010), sehr gering im Vergleich zu den Werten der Cortisolmetaboliten, zum anderen zeigen Untersuchungen von HUBER et al. (2003), dass Metaboliten von Androgenen im Kot von Rothirschen nicht mit denen der Glukokortikoide interferieren. HUBER et al. (2003) verwendeten ebenfalls die in der vorliegenden Arbeit verwendete Methode nach MÖSTL et al. (2002), daher ist davon auszugehen, dass es auch bei den Przewalskipferden nicht zu Störungen der Messwerte kommt.

Eine starke Korrelation zwischen der dem ADI innerhalb der Herde und den ermittelten Cortisolmetabolitenwerten im Kot bestand nicht. Dennoch konnte eine Abhängigkeit von der sozialen Stellung in der Herde festgestellt werden.

Im Frühling bestand eine zwar signifikante, aber nur schwache negative Korrelation, ein höherer Rang bedeutete also einen niedrigeren Cortisolmetabolitenwert (R= -0,169, p = 0,028).

Im Sommer kam es zu einer schwach signifikanten, positiven Korrelation (R= 0,204, p=0,037), hier bedeutete ein höherer Rang einen höheren Cortisolwert. Im Herbst und im Winter war keine signifikante Korrelation auszumachen. Eine mögliche Erklärung für die negative Korrelation im Frühling wäre die zu dieser Zeit intensive Suche nach Futter. Eine mögliche Erklärung für die negative Korrelation im Frühling wäre die zu dieser Zeit intensive Suche nach Futter. Hier lag das Vorrecht, an die wenigen begehrten Futterstellen zu kommen eindeutig bei den Ranghöheren.

Im Sommer hingegen bedeutete eine hohe Stellung in der Herde auch die ständige Bereitschaft, diese gegen aufstrebende Junghengste zu verteidigen.

Je ranghöher ein Pferd, desto höher war im Jahresdurchschnitt zunächst sein GCM - Wert. Dieser fiel ab, je weiter unten im Rang ein Pferd stand, stieg jedoch bei den rangniedersten Pferden wieder an. Die beiden Hengste Galvan und Galsar erreichten, obwohl in der Rangordnung ganz unten, sehr hohe GCM - Werte. Beide versuchten jedoch immer wieder, einen höheren Rang innerhalb der Herde zu erlangen. Sitko, ebenfalls ein rangniederes Pferd, der allerdings im Gegensatz zu Galvan und Galsar diese Stellung innerhalb der Herde akzeptierte, zeigte lediglich geringe GCM - Werte. Da jedoch wie beschrieben auch die ranghohen Pferde hohe Cortisolausscheidungen zeigten, schien Stress bedingt durch die Sozialstruktur „Herde" nicht der alles überragende Faktor zu sein.

Die GCM - Ausscheidung war bei von BALFANZ (2005) untersuchten Rothirschen zu jeder Jahreszeit bei den ranghöchsten Tieren am niedrigsten. Dies führte er darauf zurück, dass der Rang eines Tieres den entscheidenden Faktor für die Stressbelastung durch soziale Beziehungen mit positiver Auswirkung für ranghohe Tiere darstellt.

Das Gegenteil bewiesen SANDS und CREEL (2004) bei Wölfen und MULLER und WRANGHAM (2004) bei Östlichen Schimpansen (*P. t. schweinfurthii*). Deren Glukokortikoidlevel im Kot war bei ranghöheren signifikant höher als bei untergeordneten Tieren.

Die Darmpassagezeit verändert sich im Laufe des Jahres, im Winter ist sie, bei naturnah gehaltenen Tieren, aufgrund des hohen Rohfasergehaltes in der Nahrung, länger (KUNTZ, 2006). Diese verlängerte Darmpassagezeit könnte ebenfalls ein Grund für die im Winter sinkenden Cortisolwerte sein.

Trotz der Tatsache, dass sich die Hengste den gesamten Winter nicht zum Ruhen ablegten, waren die GCM - Werte der Tiere in dieser Zeit niedrig. Eine ausreichende Erholung scheint also für Przewalskipferde auch im stehenden Ruhen möglich zu sein.

Ob sich domestizierte Pferde unter identischen Bedingungen ebenso wie Przewalskipferden verhalten, ob also im Umkehrschluss die gewonnenen Erkenntnisse auf das Verhalten von Hauspferden übertragbar sind, lässt sich ohne weitere Studie nicht feststellen.

5.7 Schlussbetrachtung

Die Ergebnisse dieser Studie lassen aufgrund der geringen Tieranzahl von nur sieben Hengsten keine allgemeingültigen Aussagen zur Haltung von Przewalskipferden zu. Die Beobachtungen der Junghengstegruppe über ein gesamtes Jahr zeigten aber durchaus interessante Ergebnisse und erlauben Rückschlüsse auf mögliche Ansprüche der Tiere an ihre Haltung.

Ein bezüglich der vorliegenden Ergebnisse zu beachtender Punkt ist allerdings, dass es sich bei den beobachteten Pferden durchweg um Hengste handelte. Stuten würden, gerade während Trächtigkeit und Fohlenaufzucht, nochmals ganz andere Anforderungen an eine tierschutzgerechte Haltung stellen.

Auch drängt sich in vielerlei Hinsicht die Frage auf, ob im Hinblick auf die klimatischen Gegebenheiten im Ursprungsgebiet und die gute Anpassung der Przewalskipferde an ihre Umwelt der häufig angestellte direkte Vergleich dieser Pferde mit ihren Ansprüchen und Verhaltensweisen mit denen domestizierter Pferde ohne weiteres möglich ist.

Im Rahmen dieser Arbeit wäre, vor allem in Bezug auf das Schlafverhalten, eine Angabe der Daten in Prozent des Tagesanteils, interessant gewesen. Dies war jedoch aufgrund der starken Beunruhigung der Pferde bei Dunkelheit und des damit verbundenen hohen Risikos einer Nachtbeobachtung nicht möglich.

Die Beobachtungen zeigten einen Zusammenhang der Rangordnung mit dem Alter der Hengste bzw. der Dauer der Herdenzugehörigkeit auf. Eine Rangabhängigkeit war auch in Bezug auf die agonistischen Interaktionen deutlich zu erkennen, die gehäuft von ranghohen Tieren ausgingen. Freundliche Sozialkontakte hingegen stellten sich als nicht rangabhängig heraus, eher schienen sie beeinflusst von individuellen „Freundschaften", sowie der Notwendigkeit gegenseitiger Fellpflege.

Die Tennenloher Hengste bevorzugten eindeutig Offen- und Heideflächen, sie richteten sich in ihrer Geländenutzung vor allem nach den dort vorhandenen Ressourcen. Bei jeder

Witterung bevorzugten die Pferde Plätze mit gutem Überblick, auch bei starken Niederschlägen nutzten sie nur äußerst selten den Wald als natürlichen Witterungsschutz. Im Rahmen des Ruheverhaltens konnte ein „Abliegen" lediglich auf trockenen, bevorzugt von der Sonne angewärmten und nach allen Seiten überblickbaren Offenflächen beobachtet werden. Für gemeinsame Ruhepausen der Herde wurden solche bevorzugten Flächen eigens aufgesucht, der Großteil des gesamten Ruheverhaltens wurde in der Herde gemeinsam verbracht. Vor allem rangniedere Tiere ruhten vermehrt im Schutz der Herde.

Neben kurzen individuell stattfindenden Ruhezeiten, die jedes Pferd unabhängig von dem Herdenverband ausführte, ließen sich relativ festgelegte gemeinsame Hauptruhephasen feststellen. Anzunehmen ist, dass sich auch in vom Menschen im Zeitmanagement beeinflussten Pferdehaltungen solche Hautptruhephasen ausbilden würden, vorausgesetzt, die Pferde werden hierbei nicht gestört.

In Tennenlohe war lediglich eine rein visuelle Beobachtung der eingenommenen Ruhepositionen möglich, eine genauere Unterscheidung in die einzelnen Schlafstadien konnte nicht vorgenommen werden. Vor allem stehend Ruhen nahm eine herausragende Stellung ein, wesentlich kürzer und seltener wurden Ruhestadien im Liegen ausgeführt. Welche Liegepositionen bevorzugt wurden, schien individuell unterschiedlich zu sein.

Ruhen war stark vom jahreszeitlichen Verlauf abhängig, von November bis einschließlich März konnte ausschließlich stehendes Ruhen dokumentiert werden. Da die Pferde in diesen Monaten das geringste Stresslevel im gesamten Jahr zeigten, ist allerdings, auch ohne Hirnstrommessungen, davon auszugehen, dass im Stehen neben dem Dösen weitere Ruhestadien stattfanden.

Einen Einbruch in den Ruhezeiten gab es im Frühjahr, nach Beendigung der Winterfütterung, sowie im Spätherbst, vor ihrem Beginn, da die Hengste nun ihr Ruheverhalten zugunsten der zwingend notwendigen Nahrungssuche stark einschränkten.

Weder der prozentuale Anteil der einzelnen Ruhepositionen noch die Gesamtruhezeit ergaben einen Zusammenhang mit der sozialen Stellung innerhalb der Herde. Dies lässt schlussfolgern, dass eine naturnahe Haltung im Junggesellenverband das Schlafverhalten betreffend keine Beeinträchtigung für rangniedere Pferde bedeutet.

Unabhängig vom Rang wurden alle Aspekte des Ruheverhaltens von allen Pferden ausgeführt.

Die mittleren Cortisolmetabolitenwerte der Tennenloher Pferde unterlagen starken Schwankungen, wobei die niedrigsten Werte in den Wintermonaten und die höchsten zumeist im Sommer zu finden waren.

Exogene Faktoren und deren Einflussmöglichkeiten auf die Metabolitenwerte müssten noch genauer untersucht werden. Eine Messung der jahreszeitlich abhängigen Darmpassagezeit sowie eine genaue Dokumentation der im Jahresverlauf aufgenommenen Futterpflanzen wären für weiterführende Studien wünschenswert.

Als Empfehlung für die ganzjährige Haltung von Przewalskihengstherden im Freiland lassen sich aufgrund der vorliegenden Ergebnisse einige wichtige Punkte formulieren:

In Bezug auf das Ruheverhalten erfolgt, eine intakte Herdenstruktur vorausgesetzt, keine Beeinträchtigung durch andere Herdenmitglieder; alle Pferde können ihr individuelles Ruhebedürfnis in einer Herdenhaltung problemlos decken. Zur Ausübung des Ruheverhaltens sind trockene, gut überblickbare und nach Möglichkeit erhöht liegende Flächen mit geringem Bewuchs nötig. Ein „Nicht-Ablegen" der Pferde während des Ruhens in der Zeit vom Spätherbst bis in den Frühling hinein ist ein natürliches Verhalten und nicht besorgniserregend.

In einem naturnahen Gelände mit ausreichend Baumbewuchs ist kein künstlicher Unterstand notwendig, wie er für die Haltung von Hauspferden im Freien gefordert wird. Auch ein Wald wird zwar nur selten genutzt werden, sollte aber dennoch als potentielle Rückzugsmöglichkeit und Schattenspender vorhanden sein.

Eine ganzjährig verfügbare Wasserquelle muss, wie bei jeder Wildtierhaltung, im Gehege vorhanden sein. Bietet ein Gehege in den Wintermonaten nicht ausreichend Nahrung oder sind die Pferde noch nicht ausreichend an ein Leben im Freiland gewöhnt, ist eine Zufütterung im Winter dringend notwendig.

Diese Zufütterung sollte zum Frühjahr hin langsam ausgeglichen werden, um eine unnötig starke Stressbelastung der Tiere zu vermeiden.

Schlussendlich bleibt noch zu erwähnen, dass sich auch die Przewalskihengste in Tennenlohe ihren Wildpferdecharakter erhalten haben, obgleich sie alle Abkommen langjähriger Zoo - Przewalskipferde sind.

So tranken die Pferde trotz ständig zur Verfügung stehender Wasserquellen lediglich einmal täglich, was im Hinblick auf ihr niederschlagsarmes ursprüngliches Habitat nicht verwundert.

Sie schützten sich selbst vor lästigen Insekten, indem sie sich mit Kiefernzweigen, die ihnen als Fliegenmasken dienten, behängten und passten sich auch sonst im Jahresverlauf selbstverständlich den natürlichen Gegebenheiten an. Auch scheint ihr Magen-Darm-Trakt unempfindlicher als der domestizierter Pferde. Weder die Aufnahme von hochgiftigem Adlerfarn noch die des weniger giftigen, dafür häufiger gefressenen Besenginsters zeigte gesundheitliche Auswirkungen.

Aufgrund des rauen und niederschlagsarmen Klimas in ihrem Ursprungsgebiet sind Przewalskipferde, nach ausreichender Gewöhnung, in Deutschland problemlos ganzjährig im Freien zu halten.

6 ZUSAMMENFASSUNG

Beobachtungen einer Przewalski - Junggesellenherde im Jahresverlauf unter besonderer Berücksichtigung von Ruheverhalten und Rangordnung

In der vorliegenden Studie wurde eine unter natürlichen Bedingungen im Naturschutzgebiet Tennenloher Forst lebende Przewalskihengstherde über den Zeitraum eines Jahres in regelmäßigen Abständen von Sonnenaufgang bis Sonnenuntergang beobachtet, mit dem Ziel, genauere Erkenntnisse über deren Ruheverhalten zu erlangen.

Weitere Schwerpunkte der Arbeit stellten die Rangordnung und die soziale Organisation der Herde, die Stressmessung mittels Cortisolmetabolitenbestimmung im Kot sowie die Nutzung des Geländes durch die Pferde dar, um einen möglichen Einfluss dieser Faktoren auf das Ruheverhalten zu bestimmen.

Insgesamt wurde 242 h beobachtet, wobei die Tage in jeweils vier Beobachtungseinheiten aufgeteilt wurden. Die Rangordnung wurde monatlich mit der Methode des „Average Dominance Index" (ADI) erfasst. Die soziale Struktur der Herde betreffend wurden insgesamt 508 agonistische und 415 freundliche Sozialkontakte zwischen den Przewalski-Hengsten beobachtet, wobei sich die agonistischen Interaktionen in 82,7 % agonistische Interaktionen ohne Körperkontakt sowie 17,3 % mit Körperkontakt aufteilten. Die Ergebnisse ließen eine positive Korrelation der Anzahl der agonistischen Interaktionen mit der sozialen Stellung des jeweiligen Pferdes erkennen. Hinsichtlich der jahreszeitlichen Aufteilung differenzierten sich die agonistischen Sozialkontakte in 18,7 % im Frühling, 33,0 % im Sommer, 21,9 % im Herbst sowie 26,4 % in den Wintermonaten. Letztere fanden überwiegend während der Winterfütterung statt. Freundliche Interaktionen stellten sich als nicht mit der Rangfolge korrelierend und in Bezug auf die jahreszeitliche Verteilung gegenläufig zu den agonistischen Interaktionen heraus.

Die Nutzung des Geheges war in erster Linie abhängig vom Jahresverlauf. Vorwiegend nutzten die Pferde Offen- und Heideflächen, wobei sich hierbei vor allem der Bewuchs der Flächen als entscheidendes Kriterium für ein Verweilen zum Ruhen oder Fressen herausstellte. Im Oktober und November suchten sie zudem am Waldrand nach Nahrung wie Kiefernschößlingen und Pilzen und fraßen auch vermehrt Heidekraut sowie

Besenginster. Im Winter waren die Heide und in der Zeit der Zufütterung der Waldrand ein beliebter Aufenthaltsort. Bei jedem Wetter wurden eindeutig übersichtliche Flächen mit gutem Rundumblick gegenüber dem natürlichen Witterungsschutz des Waldes bevorzugt. Ein besonderer Aspekt, der auf bestehende Unterschiede zwischen Przewalskipferden und domestizierten Pferden hinweist, ist das bewusste Aufnehmen des für Hauspferde hoch giftigen Adlerfarns, sowie des zwar mindergiftigen, aber gerade im Winter in großen Mengen verzehrten Besenginsters. Auch tranken die Przewalskihengste bei ständig erreichbarer Wasserquelle lediglich einmal täglich, was sich auf die Gegebenheiten in ihrem niederschlagsarmen Ursprungsgebiet zurückführen lässt.

Gegen lästige Insekten wussten sich die Hengste erfolgreich zur Wehr zu setzen, indem sie sich mit zuvor abgebissenen Kiefernästen behängten und diese als Fliegenmasken nutzten.

Für gemeinsame Ruhepausen, in denen ein Großteil der Herde oder sogar alle Pferde ruhten, wurden bevorzugt trockene und übersichtliche Ruheplätze auf Offen- und Heideflächen aufgesucht. Kurze Pausen einzelner Pferde ließen hingegen keine Ortspräferenz erkennen. Gerade längere Pausen, in denen auch liegende Ruhepositionen eingenommen wurden, waren vorwiegend zwischen ca. 8:00- 10:30 Uhr und mittags von ca. 13:00-14:30 Uhr zu beobachten. Nachmittags ruhten nur vereinzelte Pferde im Liegen, der Großteil der Tiere ruhte um diese Tageszeit im Stehen. Im Sommer verschob sich die zweite Ruhephase in den späteren Nachmittag auf ca. 16:00- 18:00 Uhr. Abends wurde lediglich vereinzelt und seltener geruht. Je kälter es im Jahresverlauf wurde, desto seltener und kürzer legten sich die Pferde ab, so dass von November bis in den März Ruhen im Stehen das ausschließliche Ruheverhalten darstellte. Im März ist eine plötzliche starke Einschränkung des Ruheverhaltens festzustellen, dies ist höchstwahrscheinlich auf die zu dieser Zeit eingestellte Winterfütterung zurückzuführen. Im Frühjahr und im Herbst ruhten die Pferde mit Mittelwerten von 5,8 % bzw. 5,6 % des Beobachtungstages deutlich kürzer als im Sommer mit 7,7 % und im Winter mit 7,5 %. Eine Abhängigkeit der Gesamtruhezeit von der sozialen Stellung in der Herde war hier nicht ersichtlich. Ruhen im Stehen nahm bei allen Tieren den weitaus größten Teil des Gesamtruheverhaltens ein. Stehend geruht wurde im Mittel pro Stunde zwischen einer und sechs Minuten; Brustlage ohne aufgestützten Kopf erfolgte durchschnittlich bis zu ca. 2 min, Brustlage mit aufgestütztem Kopf bis zu ca. 1 min und Ruhen in Seitenlage bis zu ebenfalls ca. 1 min. Dies entspricht einem prozentualen Anteil pro Stunde von 2,3 - 10,1 % für stehendes Ruhen, bis zu 2,4 % für Brustlage ohne aufgestützten Kopf, bis zu 1,3 % für Brustlage mit aufgestütztem Kopf sowie bis zu lediglich 0,8 % für die Seitenlage. Im Mittel ruhten die Pferde zwischen 60 % und 75 % der Gesamtruhezeit in der Gruppe, wobei rangniedrigere Hengste zu einem größeren Anteil in der Gruppe ruhten als ranghohe Tiere.

Die Werte der Cortisolmetaboliten (GCM) im Kot standen in engem Zusammenhang mit den Jahreszeiten. Trotz individueller Schwankungen folgten alle Werte einem jahreszeitlichen Verlauf. Alle Tiere zeigten in den Wintermonaten deutlich erniedrigte Cortisolwerte, die höchsten entfielen auf den Sommer bzw. bei einem Tier auf den Frühling. Einen starken Einfluss nahm die Einstellung der Winterfütterung im März. Hier stieg die Konzentration der Cortisolmetabolitenwerte im Kot aller Pferde sprunghaft um ein vielfaches an. Mit Werten von 4,87 ng/g bis 107,45 ng/g unterlagen die GCM-Werte starken Schwankungen, der Mittelwert aller gemessenen Proben betrug 42,45 ng/g.

Eine Beeinflussung der Cortisolmetaboliten durch kurzfristige Ereignisse wie Rangordnungskämpfe, Wetterumbrüche etc. schien nicht stattzufinden. Längerfristige, über Wochen bzw. Monate anhaltende Stressoren, wie die oben erwähnten Konflikte mit der benachbarten Herde spiegelten sich hingegen in den GCM-Werten der gesamten Herde wider. Ein Zusammenhang zwischen den Häufigkeiten der beobachteten Interaktionen und den Cortisolmetabolitenwerten im Kot war nicht feststellbar, wenngleich die Stellung innerhalb der Herde einen Einfluss auf die GCM- Ausscheidung zu haben schien. Ranghohe Pferde, sowie rangniedere Tiere, die versuchten, im Rang aufzusteigen, wiesen hohe Cortisolmetabolitenkonzentrationen im Kot auf.

Insgesamt lässt sich schlussfolgern, dass eine naturnahe Haltung von Przewalskipferden im Junggesellenverband aus Sicht des Ruheverhaltens und bei gemäßigten Klimaverhältnissen keine Probleme mit sich bringt. Innerhalb einer intakten Herdenstruktur erfolgt keine Beeinflussung des Ruheverhaltens rangniedriger Tiere. Trockene und gut überblickbare Flächen sind zur Haltung von Przewalskipferden zwingend notwendig. Ein künstlicher Unterstand ist bei natürlichem Baumbestand nicht notwendig. Bietet ein Gehege in den Wintermonaten nicht ausreichend Nahrung oder sind die Pferde noch nicht ausreichend an ein Leben im Freiland gewöhnt, ist eine Zufütterung im Winter und deren langsames Ausschleichen unabdingbar. Die Messung von Glukokortikoidmetaboliten im Kot dient auch für Wildpferde als adäquates Mittel, um langfristige Stressbelastungen hinreichend und ohne zusätzliche Belastung für die Tiere feststellen zu können.

7   SUMMARY

Monitoring a bachelor group of Przewalski horses throughout the course of a year with particular attention paid to sleep behaviour and rank order

In the present study, a herd of Przewalski stallions living under natural conditions in an enclosure of about 50 ha in the nature reserve Tennenloher Forst, was observed during the course of a year in regular intervals from sunrise to sunset with the aim of acquiring more specific data about their resting behaviour.

Further emphasis was placed on the rank order and social organisation of the herd, measuring stress by analysing cortisol metabolites in the faeces, and monitoring the roaming territory of the herd to find out if these factors influence resting behaviour.

Overall, the horses were watched for 242 h, the days were divided into 4 observation units each. Rank order was determined each month using the "Average Dominance Index" (ADI). Regarding the dominance structure of the herd, an overall of 508 agonistic and 415 non-agonistic contacts were observed between the Przewalski stallions. 82.7 % of the agonistic interactions came with body contact, 17.3% without. The results revealed a positive correlation between the number of agonistic interactions and social status of the horse in question. With regard to the season, 18.7% of agonistic social contacts took place in spring, 33.0% in summer, 21.9% in autumn, and 26.4% in the winter months. The latter mainly took place during the winter feeding sessions. Non-agonistic interactions were not dependent on rank and, with respect to the seasonal distribution, were inversely proportional to the agonistic interactions.

Utilisation of the roaming territory was primarily dependent on season. The horses preferred using the open sandy grassland and heathland. A main criterion for choosing areas for resting or feeding was the vegetation of the area.

In October and November they included the borders of the forest to forage for pine saplings and mushrooms. They also fed increasingly on heather and Common Broom. In winter, the heathland was the preferred dwelling place, and during the time of feeding sessions the borders of the forest. Irrespective of the weather, the horses preferred the open areas with good all-round visibility to the natural protection against the weather as provided by the forest. A further aspect that points to prevalent differences between Przewalski horses and domesticated ones is the conscious intake of Bracken, which is highly poisonous for domesticated horses, as well as their feeding on Common Broom, which is of reduced toxicity, but which they ate in large amounts during winter especially. The Przewalski stallions drank only once a day despite a readily available spring, which can be attributed to their area of origin with its scarce precipitation.

Bothersome insects were warded off by the stallions draping themselves with bitten-off pine branches, using them as fly masks.

For collective rest periods, in which all or the major part of the horses were resting, the herd preferred dry and unobstructed resting places on sandy grassland and heathland. No preference of place was detected for short rests of individuals. Particularly longer resting periods, which included lying down, were observed in the morning between 08:00 – 10:30 a.m. and shortly after noon between 13:00 - 14:30 p.m. During the afternoon, only a few individuals showed recumbent rest, the majority of the animals rested standing. In summer, the second resting period changed to late afternoon between 16:00 and 18:00 p.m. In the evenings, resting only took place sporadically and less frequently. As it got colder the horses would lie down less and less frequently and would remain recumbent for shorter periods of time, so that from November to March all resting was done standing. In March there was a sudden strong reduction of resting behaviour, probably due to the discontinuation of the feeding sessions. In spring and autumn, the horses rested for shorter periods with an average of 5.8 % or 5.6 % of the observation day than in summer with 7.7 % and in winter with 7.5 %. A significant rank-dependent distinction of total resting time is not evident. Standing rest was the main resting behaviour that was exhibited with an average of 1 – 6 minutes per hour; resting in sternal recumbency with head held erect on average for up to about 2 minutes, sternal recumbency with head supported on average for up to about 1 minute and resting in lateral recumbency for up to about 1 minute. This means that the percentage of standing rest per hour came to 2.3 % - 10.1 %, resting in sternal recumbency with head held erect 0 % - 2.4%, sternal recumbency with head supported 0 % - 1.3 %, and resting in lateral recumbency merely 0 % - 0.8 %. On average, the horses rested between 60 % and 75 % within the group, lower ranking stallions rested for a greater part within the group than did higher ranking ones.

There was also a close correlation between the season and the level of fecal cortisol metabolites. Despite individual fluctuations, all levels followed a seasonal pattern/course. All animals showed significantly lowered cortisol levels during the winter months, the highest levels were measured in summer, and, in one individual, in spring. Discontinuing the winter feeding sessions in March resulted in severely escalated fecal cortisol metabolites. With levels ranging from 4.87 ng/g to 107.45 ng/g the glucocorticoid metabolite (GCM) values were subject to strong fluctuations, the mean value of all measured samples was 42.45 ng/g. An influence of the cortisol metabolites by short incidents like fights about rank order, changes in weather, etc., was not detectable. Longer lasting (weeks or months) stressors, like conflicts with the neighbouring herd, became apparent in higher GCM-levels of the entire herd. A connection between the frequency of the observed interactions and the cortisol levels could not be made, although rank within the herd did seem to have an influence on the GCM excretion. High ranking horses, as well as low-ranking ones trying to rise in rank, showed high cortisol metabolites.

Thus, it can be concluded that keeping Przewalski horses in an all-male herd in semi-natural conditions in temperate zones is unproblematic as far as resting behaviour is concerned. As long as a herd is socially stable there is no change in resting behaviour among the lower ranking animals. Dry and unobstructed areas are imperative in keeping Przewalski horses. Artificial shelter is not necessary if there are natural tree copses. If an enclosure does not provide sufficient food during winter or if the horses are not yet entirely used to living outdoors, it is necessary to feed the horses in winter and to wean them slowly.

8 LITERATURVERZEICHNIS

ARNOLD, G. W. (1984/85): Comparison of the time budgets and circadian patterns of maintenance activities in sheep, cattle and horses grouped together. Appl Anim Behav Sci 13, 19-30.

ARNOLD, G.W., GRASSIA, A. (1982): Ethogram of agonistic behaviour for thoroughbred horses. Appl Anim Ethol 8, 5-25.

BALFANZ, F. (2005): Quantifizierung der Stressbelastung beim Rothirsch: Auswirkung von Stoffwechselaktivität und sozialen Hierarchien. Deutsche Wildtierstiftung, Abschlußbericht.

BEILHARZ, R.G., ZEEB, K. (1982): Social dominance in dairy cattle. Appl Anim Ethol 8: 79-97.

BENECKE, N. (2001): Der Mensch und seine Haustiere – Geschichte einer jahrtausendealten Beziehung. Köln. Parkland Verlag.

BERGER, A., SCHEIBE, K.-M., EICHHORN, K., SCHEIBE, A., STREICH, J. (1999): Diurnal and ultradian rhythms of behaviour in a mare group of Przewalski horse *Equus ferus przewalskii*, measured through one year under semi-reserve conditions, Appl Anim Behav Sci 64: 1 – 17.

BERGHOLD, P., MÖSTL, E. AURICH, C. (2007): Effects of reproductive status and management on cortisol secretion and fertility of oestrous horse mares, Anim Repr Sci 102: 276–285.

BOGNER, H., GRAUVOGL, A. (Hrsg.) (1984): Verhalten landwirtschaftlicher Nutztiere. Stuttgart. Eugen Ulmer.

BORBÉLY, A. A. (1998): Das Geheimnis des Schlafs. Stuttgart: Deutsche Verlagsanstalt.

BOUMAN, J. (1986): Particulars about the Przewalski Horse. Foundation for the Preservation of the Przewalski Horse.

BOYD, L.E., CARBONARO, D.A., HOUPT, K.A. (1988): The 24-Hour Time Budget of Przewalski Horses. Appl Anim Behav Sci 21: 5-17.

BOYD, L.E. (1988a): Time Budget of adult Przewalski horses and its importance to their management. Appl Anim Behav Sci 29: 19-39.

BOYD, L.E. (1988b): Time budget of adult Przewalski Horses: Effects of Sex, Reproductive Status and Enclosure. Appl Anim Behav Sci 21: 19-39.

BOYD, L.E. (1998): The 24-Hour Time Budget of a Takh harem stallion (*Equus ferus przewalskii*) pre- and post- reintroduction, Appl Anim Behav Sci 60: 291-299.

CLAUDE, C. (1998): Pferde in der Steppe und im Stall. Zoologisches Museum der Universität Zürich. ISBN: 3-9521043-2-9.

CLUTTEN-BROCK, T. H., GREENWOOD, P.J., POWELL, R.P. (1976): Ranks and relationships in Highland ponies and Highland cows. Z Tierpsych 41: 202-216.

CROWELL-DAVIES, S.L. (1994): Daytime rest behavior of the Welsh Pony (Equus caballus) mare and foal. Appl Anim Behav Sci 40: 197- 210.

DALLAIRE, A., RUCKEBUSCH, Y. (1974): Sleep Patterns in the Pony with Observations on Partial Perceptual Deprivation. Physiology and Behavior 12: 789-796.

DALMAU, A., FERRET, A., CHACON, G., MANTECA, X. (2007): Seasonal Changes in Fecal Cortisol Metabolites in Pyrenean Chamois. J Wildlife Management 71(1): 190–194.

DAMBERGER, A. (2009): Hitzestressmessungen bei Fiakerpferden in Wien, Auftraggeber: Tierschutzombudsstelle Wien (TOW).

DIETZ, O. und HUSKAMP,B. (1999): Handbuch Pferdepraxis. 2006 - 3. völlig neu überarbeitete Auflage, Enke.

VAN DIERENDONCK, M.C., BANDI, N., BATDORJ, D., DÜGERLHAM, S., MUNKHTSOG, B. (1996): Behavioural observations of reintroduced Takhi or Przewalski horses (Equus ferus przewalskii) in Mongolia. Appl Anim Behav Sci 50: 95-114.

DUNCAN, P. (1980): Time-Budgets of Camargue Horses: II. Time-Budgets of Adult Horses and Weaned Sub-Adults. Behaviour 72(1/2): 26-49.

DUNCAN, P. (1985): Time-Budgets of Camargue Horse III. Environmental Influences. Behaviour 92(1/2): 188-208.

VON ENGELHARDT, W., BREVES, G. (Hrsg.) (2010): Physiologie der Haustiere. ISBN: 3830410786, 3. vollst. überarbeitete Auflage.

ELLARD, M., CROWELL-DAVIS, S. (1989): Evaluating Equine Dominance in Draft Mares. Appl Anim Behav Sci 24: 55-75.

FADER, C. (2002): Ausscheide- und Ruheverhalten von Pferden in Offenlaufstall- und Boxenhaltung. Dissertation. Technische Universität München.

FEH, C. (1988): Social Behaviour and Relationships of Przewalski Horses in Dutch Semi-Reserves. Appl Anim Behav Sci 21: 71-87.

FEH, C., DE MAZIERES, J. (1988): Grooming at preferred sites reduces heart rate in horses. Anim Behav 46: 1191-1194.

FEIST, J.D., MC CULLOUGH, D. R. (1976): Behavior patterns and communication in feral horses. Z. Tierpsychol 41: 337-371.

FOLEY, C.A.H., PAPAGEORGE, S., WASSER, S.K. (2001): Noninvasive stress and reproductive measures of social and ecological pressures in free-ranging African elephants. Conservation biology 15(4): 1134-1142.

FRASER, A.F. (1974): Farm animal behaviour. London. Bailliere Tindall. ISBN: 0 7020 0445 6.

GATTERMANN, R. (Hrsg.) (1993): Verhaltensbiologie. Jena. Gustav Fischer.

GORGASSER, I., TICHY, A., PALME, R. (2007): Faecal cortisol metabolites in Quarter Horses during initial training under field conditions. Wien Tierärztl Mschr 94: 226 – 230.

GRÖNGRÖFT, B. (1972): Rangordnung bei Pferden. Dissertation. Tierärztliche Hochschule Hannover.

GRZIMEK, B. (1949): Rangordnungsversuche mit Pferden. Zeitschrift für Tierpsychologie. 6: 455-464.

HAFFNER, J.C. FECTEAU, K.A., EILER, H., TSERENDORJ, T., HOFMANN, R.M., OLIVER, J.W. (2010): Blood steroid concentrations in domestic Mongolian horses. J Vet Diagn Invest 22: 537–543.

HAGENBECK, C. (1958): Von Tieren und Menschen. Leipzig. 6. Auflage, Paul List Verlag.

HASSENBERG, L. (1971): Verhalten bei Einhufern. Wittenberg. Neue Brehm Bücherei Nr. 427, A. Ziemsen Verlag.

HECHLER, B. (1971): Beitrag zur Ethologie des Islandpferdes. Gießen. Dissertation. In: SAMBRAUS, H. H. (Hrsg.) (1978): Nutztierethologie, Das Verhalten landwirtschaftlicher Nutztiere- Eine angewandte Verhaltenskunde für die Praxis. Berlin, Hamburg. Verlag Paul Parey ISBN: 3-489-60236-6.

HEDIGER, H. (1969): Comparative Observations on Sleep. 4 Proc roy Soc Med 62: 153-156.

HEITOR, F., VICENTE, L. (2010): Dominance relationships and patterns of aggression in a bachelor group of Sorraia horses (Equus caballus). J Ethol 28:35–44.

HEINTZELMANN-GRÖNGRÖFT, B. (1984): Spezielle Ethologie, Pferd. In: BOGNER, H., u. A. GRAUVOGL (Hrsg.): Verhalten landwirtschaftlicher Nutztiere. Stuttgart. Eugen Ulmer.

HEMELRIJK, C.K., WANTIA, J., GYGAX, L. (2005): The construction of dominance order: comparing performance of five methods using an individual-based model. Behaviour 142: 1037-1058.

HOUPT, K.A., LAW, K., MARTINISI, V. (1978): Dominance hierarchies in domestic horses; Appl Anim Ethol. 4: 273-283.

HOUPT, K. (1980): The characteristics of equine sleep. Equine Practice 2: 8-17.

HOUPT, K. et al. (1985): Night-time behavior of parturient ponies. Appl Anim Behav Sci 15: 103-111.

HOUPT, K.A., KEIPER, R. (1982): The position of the stallion in the equine dominance hierarchy of feral and domestic ponies. J Anim Sci 54(5): 945-950.

HUBER,, S., PALME, R., ARNOLD, W. (2003): Effects of season, sex, and sample collection on concentrations of fecal cortisol metabolites in red deer (Cervus elaphus). Gen Comp Endocrin 130: 48–54.

IHLE, P. (1984): Ethologische Studie über den Tagesrhythmus von Pferden in Abhängigkeit von der Haltungsform. Dissertation. Universität Gießen.

IRVINE, C.H.G., ALEXANDER, S.L. (1994): Factors affecting the circadian rhythm in plasma cortisol concentrations in the horse, Domestic animal endocrinology 11(2): 227-238.

JAKUBOWSKA, I., RETTENBACHER, S., VAN DEN HOVEN, R. (2010): Standardbred trotters under field conditions and during treadmill training. Wien Tierärztl Mschr 97:31-36

JAWOROWSKA, M. (1976): Verhaltensbeobachtungen an primitiven Pferden, die in einem polnischen Waldschutzgebiet – in Freiheit lebend – erhalten werden. Säugetierkundl Mitt 24(4): 241-268.

KEAY, J. M., SINGH, J., GAUNT, M.C., KAUR, T. (2006): Fecal glucocortiocoids and their metabolites as indicators of stress in various mammalian species: a literature review. Journal of Zoo and Wildlife Medicine 37(3): 234 –244.

KEIPER, R.R., SAMBRAUS, H.H. (1986): The stability of equine dominance hierarchies and the effects of kinship, proximity and foaling status on hierarchy rank. Appl Anim Behav Sci 16: 121-130.

KEIPER, R.R. (1988): Social Interactions of the Przewalski Horse (Equus przewalskii Poliakov, Herd at the Munich Zoo. Appl Anim Behav Sci 21: 89-97.

KEIPER, R., RECEVEUR, H. (1992): Social interactions of free-ranging Przewalski horses in semi-reserves in the Netherlands. Appl Anim Behav Sci 33: 303-318.

KHALIL, A.M., NAKAHARA, K., TOKURIKI, M., KASEDA, Y., MURAKAMI, N. (2009): Variation in Fecal Testosterone Hormone Concentration with Season and Harem Size in Misaki Feral Horses, J. Vet. Med. Sci. 71(8): 1075–1078

KLIMOV, V. V. (1988): Spatial-Ethological Organization of the Herd of Przewalski Horses (Equus przewalskii) in Askania-Nova. Appl Anim Behav Sci 21: 99-115.

KOLTER, L., ZIMMERMANN, W. (1988): Social Behaviour of Przewalski Horses (Equus p. przewalskii) in the Cologne Zoo and its Consequences for Management and Housing. Appl Anim Behav Sci 21: 117-145.

KOLTER, L., ZIMMERMANN, W. (2001): Die Haltung von Junggesellen für das EEP-Przewalskipferd-Hengste in Gehegen und Reservaten. Zeitschrift des Kölner Zoos. 44(3): 15-88.

KOWNACKI, et al (1978): Observations of the twenty-four-hour rhythm of natural behaviour of polish primitive horses bred for conservation of genetic resources in a forest reserve. Genet Pol 19: 61-77.

KUHNE, F. (2003): Tages- und Jahresrhythmus ausgewählter Verhaltensweisen von Araberpferden in ganzjähriger Weidehaltung unter besonderer Berücksichtigung der Klima -und Fütterungsbedingungen. Dissertation. FU Berlin.

KUNTZ, R., KUBALEK, C. RUF, T., TATARUCH, F., ARNOLD, W.(2006): Seasonal adjustment of energy budget in a large wild mammal, the Przewalski horse (Equus ferus przewalskii). I. Energy intake. J Exp Biol 209: 4557-4565

LEHMANN, K. (2000): Einfluss des Trainingszustandes auf die soziale Rangordnung bei Pferden, Dissertation. Hannover, Institut für Tierzucht und Tierverhalten, Mariensee. Bundesforschungsanstalt für Landwirtschaft.

LIMA, S. L., RATTENBORG, N. C., LESKU, J. A., AMLANER, C. J. (2005): Sleeping under the risk of predation. Anim Behav 70, 723-736.

LITTLEJOHN, A., MUNRO, R. (1972): Equine recumbency. Vet Rec 90: 83-85.

MARTIN, P., BATESON, P. (1986): Measuring behaviour, an introductory guide. Second edition. Cambridge university press 1993. ISBN: 0521446147.

MASSE,A., CÔTÉ, S.D. (2009): Habitat selection of a large herbivore at high density and without predation: trade – off between forage and cover? J Mammal 90(4): 961–970.

MC DONNELL, S.M., HAVILAND, J.C.S. (1995): Agonistic ethogram of the equid bachelor band. Appl Anim Behav Sci 43: 147-188.

MC GREEVY, P. (2004): Equine Behavior, A Guide for Veterinarians and Equine Scientists. Elsevier.

MERL, S., SCHERZER, S., PALME, R., MÖSTL, E. (2000): Pain causes increased concentrations of glucocorticoid metabolites in horses feces.
J Equine Vet Sci 586-590.

MILLSPAUGH, J.J, WASHBURN, B.E. (2004): Use of fecal glucocorticoid metabolite measures in conservation biology research: considerations for application and interpretation. Gen Comp Endocr 138: 189–199.

MOBERG, G. P. (2000): Biological response to stress: Implications for animal welfare.
In: The Biology of Animal Stress. Basic principles and implications for animal welfare, Moberg G.P., Mench J.A. eds., CAB International: Wallingford, 1-21.

MÖSTL, E., MAGGS, J.L., SCHRÖTTER, G., BESENFELDER, U., PALME, R. (2002): Measurement of cortisol metabolites in faeces of ruminants. Vet Res Commun 26(2): 127-139.

MÖSTL, E., PALME, R. (2002): Hormones as indicators of stress. Domest Anim Endocrin 23: 67–74.

MONFORT, S.L., MASHBURN, K.L., BREWER, B.A., CREEL,S.R. (1998): Evaluating Adrenal Activity in African Wild Dogs (Lycaon pictus) by Fecal CorticosteroidAnalysis. J Zoo Wildlife Med 29(2): 129-133.

MONTGOMERY, G.G. (1957): Some Aspects of the Sociality of the Domestic Horse. Transactions of the Kansas. Academy of Science 60(4): 419-424.

MULLER, M.N. und WRANGHAM, R.W. (2004): Dominance, cortisol and stress in wild chimpanzees (Pan troglodytes schweinfurthii), Behav Ecol Sociobiol 55: 332–340

NIEDERHÖFER, S. (2009): Stressbelastung bei Pferden in Abhängigkeit des Haltungssystems. Dissertation. Tiho Hannover.

OPALKA, M., KAMIN´SKA, B., JAWAROSKI, Z. (2010): Differences in seasonal changes of fecal androgen levels between stabled and free-ranging Polish Konik stallions, Gen Comp End 168: 455–459.

PALME, R., FISCHER, P., SCHILDDORER, H., ISMAIL, M.N. (1996): Excretion of infused ^{14}C-steroid hormones via faeces and urine in domestic livestock. Anim Repr Sci. 43: 43-63.

PALME, R., ROBIA, Ch, MESSMANN, S., HOFER, J., MÖSTL, E. (1999): Measurement of faecal cortisol metabolites in ruminants: a noninvasive parameter of adrenocortical function. Wien Tierärztl Mschr 86: 237–241.

PALME, R. und MÖSTL, E. (1997): Measurement of cortisol metabolites in faeces of sheep as a parameter of cortisol concentration in blood. Int J Mammal Biol; 62(Suppl II): 192–7.

PALME, R., RETTENBACHER, S., TOUMA, C., EL-BAHR, S. M., MÖSTL, E. (2005): Stress Hormones in Mammals and Birds Comparative Aspects Regarding Metabolism, Excretion, and Noninvasive Measurement in Fecal Samples. Ann. N.Y. Acad Sci 1040: 162–171.

PIRKELMANN, H. (Hrsg.) (1991): Pferdehaltung. Verlag Eugen Ulmer, Stuttgart.

PUSCHMANN, W. (2007): Zootierhaltung, Tiere in menschlicher Obhut, Säugetiere. Verlag Harri Deutsch, Nachdruck der 4. Auflage.

RANSOM, J.I., CADE, B.S. (2009): Quantifying Equid Behavior—A Research Ethogram for Free-Roaming Feral Horses, U.S. Geological Survey, Reston, Virginia.

REINDL, N.J. und TILSON, R.L., (1985): Bachelor herds and stallion depots: A new approach to an old problem. American Association of Zoological Parks and Aquariums Annual Conference Proceedings. 530-537.
In: TILSON, R.L., SWEENY, K.A., BINCZIK, G.A., REINDL, N.J. (1988): Buddies and Bullies: Social Structure of a Bachelor Group of Przewalski Horses. Appl Anim Behav Sci 21:169-185.

REEDER, D.A., KRAMER, K.M. (2005): Stress in free-ranging mammals: integrating physiology, ecology and natural history. J Mamm 86(2): 225–235.

ROTH, F. (2002): Entwicklung der räumlichen und sozialen Organisation von Przewalskipferden (E. ferus przewalskii) unter naturnahen Bedingungen im Pentezuggebiet (Hortobágy Nationalpark Ungarn). Dissertation, Universität Köln.

RUCKEBUSCH, Y. (1970): in BOGNER und GRAUVOGL (Hrsg.) (1984): Verhalten landwirtschaftlicher Nutztiere. Ulmer Verlag, ISBN: 3-8001-4345-3.

RUCKEBUSCH, Y. (1972): The relevance of drowsiness in the circadian cycle of farm animals. Anim Behav 20: 637-643.

RUCKEBUSCH, Y. (1975): The hypnogram as an index of adaptation of farm animals to changes in their environment. Appl Anim Ethol 2: 3-18.

SALTZ, D., WHITE, G.C. (1991): Urinary Cortisol and Urea Nitrogen Responses to Winter Stress in Mule Deer. J Wildlife Manage 55(1): 1-16.
SAMBRAUS, H.H. (1978): Nutztierethologie, Paul Parey Verlag, Berlin, Hamburg.

SANDS, J., CREEL, S. (2004): Social dominance, aggression and faecal glucocorticoid levels in a wild population of wolves, Canis lupus. Anim behav 67: 387-396.

SAPOLSKY, R. M. (1992), Neuroendocrinology of the stress response, 287–324 In: J. B. Becker, S. M. Breedlove, and D. Crews, editors. Behavioural endocrinology. Massachusetts Institute of Technology Press, Cambridge, USA. In: DALMAU, A. et al. (2007): Seasonal Changes in Fecal Cortisol Metabolites in Pyrenean Chamois, J Wildlife Manage 71(1): 190–194.

SCHÄFER, M. (1974): Die Sprache des Pferdes, München: Nymphenburger Verlagshandlung.
in: SAMBRAUS, H. H. (Hrsg.) (1978): Nutztierethologie, Das Verhalten landwirtschaftlicher Nutztiere- Eine angewandte Verhaltenskunde für die Praxis. Berlin, Hamburg. Verlag Paul Parey. ISBN: 3-489-60236-6.

SCHMIDT, A., MÖSTL, E., WEHNERT, C., AURICH, J., MÜLLER, J., AURICH, C. (2010): Cortisol release, heart rate and heart rate variability in transport-naive horses during repeated road transport. Horm Behav 57(2): 209-215.

SCHWARZENBERGER, F., RIETSCHEL, W., VAHALA, J., HOLECKOVA, D., PAT, T., MALTZAN, J., BAUMGARTNER, K., SCHAFTENAAR, W. (2000): Fecal Progesterone, Estrogen, and Androgen Metabolites for Noninvasive Monitoring of Reproductive Function in the Female Indian Rhinoceros, *Rhinoceros unicornis*. Gen Comp Endocrinol 119: 300–307.

SIEGEL, J.M. (2005): Clues to the functions of mammalian sleep, Nature 437(27): 1264-1271.

STEINHART, P. (1937) Der Schlaf des Pferdes – seine Dauer, Tiefe und Bedingungen. Z Vet Kunde 49, 145-157, 193-232 .

STREIL, S. (2001): Der Einfluß von Handling und Laufbandtraining auf die Rangfolge, das Lernvermögen, die Leistungsbereitschaft, die Herdenabhängigkeit und das Furcht- und Erkundungsverhalten von Pferden. Dissertation. Tierärztliche Hochschule Hannover.

STOTT, G.H. (1981): What is animal stress and how it is measured? J Anim Sci 52: 150-153.

SYME, G.J. (1974): Competitive orders as measures of social dominance. Anim Behav 22: 931-940.

TAILLON und CÔTÉ (2008): Are faecal hormone levels linked to winter progression, diet quality and social rank in young ungulates? An experiment with white-tailed deer (Odocoileus virginianus) fawns. Behav Ecol Sociobiol 62: 1591–1600.

TEMBROCK, G. (1992): Verhaltensbiologie. Gustav Fischer Verlag, Jena.

TILSON, R.L., SWEENY, K.A., BINCZIK, G.A., REINDL, N.J. (1988): Buddies and Bullies: Social Structure of a Bachelor Group of Przewalski Horses. Appl Anim Behav Sci 21: 169-185.

TOUMA, C., PALME, R. (2005): Measuring Fecal Glucocorticoid Metabolites in Mammals and Birds: The Importance of Validation Ann. N.Y. Acad Sci 1046: 54–74.

TYLER, S.J. (1972): The behaviour and social organization of the New-Forest-Ponies. Animal Behaviour Monog. 5 (2).

VILJOEN, J.J. (2008): Measurement of concentrations of Faecal Glucocorticoid Metabolites in free-ranging African Elephants within the Kruger National Park. KOEDOE 50(1): 18 – 21.

VOLF J. (1996): Das Urwildpferd, Westarp Wissenschaften, 4. überarbeitete Auflage 1996.

WENK, A. (2004): Beweidungsprojekt mit HECK-Rindern und PRZEWALSKI-Pferden im Wulfener Bruch (Sachsen- Anhalt) – Erfahrungen und Ergebnisse, Vortrag, NABU-Kreisverband Köthen e.V., Gehalten im November 2004 in Criewen (Internationalpark Unteres Odertal und Lebus – Naturschutzstation des Landes Brandenburg).

WINTHER CHRISTENSEN, J.; et al (2002): Social behaviour in stallion groups (Equus przewalskii and Equus caballus) kept under natural and domestic conditions. Appl Anim Behav Sci 76: 11-20.

WÖHR, AC., ERHARD, M. H. (2006), Polysomnographische Untersuchungen zum Schlafverhalten des Pferdes. In: KTBL (Hrsg.): Aktuelle Arbeiten zur artgemäßen Tierhaltung 2006;448:127-135. ISBN 978-3- 939371-18-2.

WOLLENWEBER, K. (2007): Das Verhalten einer Pferdeherde (Liebenthaler Pferde) unter naturbelassenen Lebensbedingungen im Hinblick auf chronobiologische Aspekte, klimatische Einflüsse sowie deren Raumnutzung. Dissertation. Institut für Tierschutz und Tierverhalten.

ZEEB, K. (1958): Verhaltensforschung beim Pferd, Tierärztliche Umschau 14, 336-341.

ZEEB, K. (1998): Die Natur des Pferdes-Beobachtungen eines Verhaltensforschers Kosmos 1998 ISBN: 3-440-07238-X.

ZEITLER-FEICHT, M. (2008): Handbuch Pferdeverhalten, 2. Auflage, Ulmer KG, ISBN: 978-3-8001-5579-8.

Internetquellen:

www.takhi.org, Zugriffsdatum 21.06.2010.

www.zoopraha.cz/en, Zugriffsdatum 21.06.2010.

www.zoopraha.cz/en, Zugriffsdatum 21.06.2010.

http://przwhorse.pikeelectronic.com, Zugriffsdatum 21.06.2010.

www.iucnredlist.org/apps/redlist/details/7961/0, Zugriffsdatum 02.01.2011

www.sonnenaufgang-sonnenuntergang.de, Zugriffsdatum 15.06.2010

www.vetpharm.uzh.ch/clinitox/pdf/toxpdf.htm, Zugriffsdatum 2.02.2011

http://www.klimadiagramme.de, Zugriffsdatum

20.03.2011http://przwhorse.pikeelectronic.com/

9 DANKSAGUNG

An erster Stelle möchte Herrn Prof. M. H. Erhard für die Überlassung des Themas, die Hilfe bei der Planung und die freundliche Unterstützung meines Dissertationsprojektes danken.

Mein ganz besonderer Dank gilt Frau Dr. Anna-Caroline Wöhr für ihre freundliche und kompetente Betreuung, ihre Hilfe bei der Erstellung des Konzepts, ihre Korrekturen sowie die jederzeit gewährte Unterstützung.

Allen Mitarbeitern des Lehrstuhls für Tierschutz, Verhaltenskunde und Tierhygiene danke ich für ihre Hilfsbereitschaft und das freundliche Arbeitsklima, insbesondere möchte ich Frau Katrin Schuster danken, die mir bei allen Laborarbeiten mit Rat zur Seite stand.

Mein Dank gilt Herrn Prof. H. Wiesner und Herrn Dr. A. Knierim vom Tierpark München-Hellabrunn und Herrn Dr. D. Encke vom Tiergarten Nürnberg, für die Erlaubnis, ihre Przewalskihengste in Tennenlohe beobachten zu dürfen.

Weiterhin danke ich Herrn J. Marabini von der Unteren Naturschutz-behörde Erlangen-Höchstadt für die Genehmigung sowie der Höheren Naturschutzbehörde der Regierung von Mittelfranken, der Bundesanstalt für Immobilienaufgaben, Abteilung Bundesforst, und der DBU Naturerbe GmbH für die Erlaubnis, das Gelände zu befahren und das Gehege betreten zu dürfen.

Dem Landschaftspflegeverband Mittelfranken, namentlich den beiden Gebietsbetreuerinnen Verena Fröhlich und Wiebkea Bromisch gilt ein großes Dankeschön für ihre Unterstützung, unzählige Tassen heißen Tees, für Übernachtungsmöglichkeiten, viele spannende Stunden und vieles mehr!

Ganz herzlich möchte ich mich auch bei Birgit Flauger und Dr. Konstanze Krüger für ihre vielen Tipps und Erfahrungen im Vorfeld der Beobachtungen bedanken.

Frau Dipl.-Math. Ulrike Schulz vom Statistischen Institut medistat in Kiel danke ich für die freundliche Betreuung und Beratung bei der statistischen Auswertung des Datenmaterials.

Zu guter Letzt gilt mein Dank meinen Eltern und meiner Familie für ihren Rückhalt und ihre Unterstützung. Ohne euch, eure Geduld, Hilfe und Unterstützung wäre weder mein

Studium noch diese Dissertation möglich gewesen, vielen Dank!

Danke an meine Freunde:

an Isabel und Stephan, für ihre Hilfe in ausweglosen Situationen ;-)!

an Dani, Edith, Katrin, Markus, Petra, Rani, Susi, Tanja, Verena und viele andere: dafür dass ihr da seid, fürs unzählige Male wiederaufbaun, in den Hintern treten, mitdenken, mich ertragen undundund!

Danke an Tobias: für alles!

Und nicht zu vergessen:
Danke an die Pferde, ich habe viel von euch gelernt!

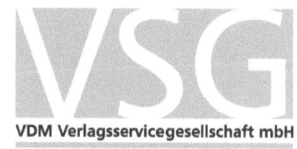

Die VDM Verlagsservicegesellschaft sucht für wissenschaftliche Verlage abgeschlossene und herausragende

Dissertationen, Habilitationen, Diplomarbeiten, Master Theses, Magisterarbeiten usw.

für die kostenlose Publikation als Fachbuch.

Sie verfügen über eine Arbeit, die hohen inhaltlichen und formalen Ansprüchen genügt, und haben Interesse an einer honorarvergüteten Publikation?

Dann senden Sie bitte erste Informationen über sich und Ihre Arbeit per Email an *info@vdm-vsg.de*.

Sie erhalten kurzfristig unser Feedback!

VDM Verlagsservicegesellschaft mbH
Dudweiler Landstr. 99
D - 66123 Saarbrücken

Telefon +49 681 3720 174
Fax +49 681 3720 1749

www.vdm-vsg.de

Die VDM Verlagsservicegesellschaft mbH vertritt

 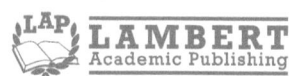 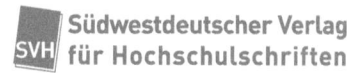

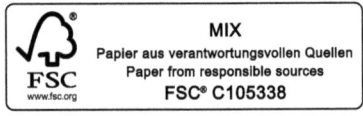

Printed by Books on Demand GmbH, Norderstedt / Germany